子どもの自己免疫力を高める子育て塾

佐藤 研
SATO KEN

幻冬舎 MC

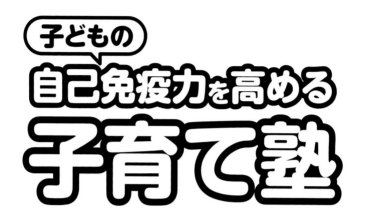

子どもの自己免疫力を高める
子育て塾

はじめに

日本の子どもたちの免疫力が低下しています。

初めて緊急事態宣言が発令された2020年4月頃から新型コロナウイルス感染症が5類に移行された2023年5月までの約3年の間、多くの家庭で、幼い子にもマスクを着けさせ、手洗いを徹底し、手指も室内もアルコール消毒をするのが習慣になっていました。

本来子どもは日常生活のなかでさまざまなウイルスや細菌に触れることで徐々に免疫力を高めていくものですが、コロナ禍でそれらにさらされる機会が減ったことも、免疫力が低下している原因の一つです。

もちろん、ここ数年のコロナ対応は極端な例ともいえますが、昨今は日本の社会全体で子どもの体調管理に敏感になり過ぎる人が増えている印象です。

例えば、幼い子どもはちょっとしたことでよく熱を出しますが、発熱はウイルスなどの異物を排除し体を守るための免疫反応です。そのため家庭でゆっくり療養していれば多くの場合は数日で熱が下がり回復します。しかしそうした免疫の働きを知らないのか、熱が出たらすぐに小児科に駆け込み、「薬を出してほしい」と慌ててしまう保護者は珍しくありません。

また、子どもを取り巻く環境も大きく変わっています。昔の子どもは自然のなかで思い切り体を動かして遊びながら、身近なウイルスや細菌に触れ、免疫力を育んでいました。対して現代は、安全な室内でゲームや動画視聴などをして過ごす時間が圧倒的に多く、ウイルスや細菌に触れる機会が減少してしまっています。

このように、子どもにとって便利で安全・衛生的な生活環境が、本当の意味でたくましく育つ機会を奪っている側面があるのです。

私は神奈川県で小児科クリニックを開業している医師です。専門はてんかんなどの小児神経疾患や発達障害に関わる小児神経分野ですが、小児科全般について勤務医時代から20年以上にわたり、幅広い年代の子どもたちを診療してきました。

私自身も現在、未就学の子ども二人を育てる父親でもあります。

小児科医として、そして子どもを育てる親としての立場から私が感じているのは、現代社会で子どもたちを真に強く育てるためには、ただウイルスや細菌を避けることだけに懸命になるのではなく、子どもが本来もっている自己免疫力を育んでいく視点が不可欠だということです。少しの体調不良で安易に薬に頼るのではなく、毎日の食事や生活習慣でウイルスに負けない強い体を養っていく必要があるのです。

そこで本書では、人間のもつ免疫の働きについて理解を深めてもらえるように、子どもの自己免疫力を高める子育ての方法について分かりやすく解説します。また自然と触れ合う外遊びや質の良い睡眠、免疫力を高める食事など、日々の生活のなかで実践できる「子どもの免疫力を高める生活の工夫」を紹介します。

本書が、現代社会で日々悩みながら子育てに奮闘している親御さんたちを勇気づけ、同時にたくましい「生きる力」を備えた子どもたちが増える一助になれば、著者としてこのうえない喜びです。

目次

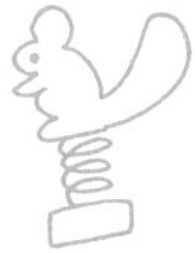

第1章

インフルエンザ、ヘルパンギーナ、RSウイルス アフターコロナに拡大した子どものウイルス感染症

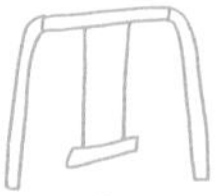

第2章

過剰な消毒・外遊びの制限・治療薬頼り
健康管理に関する親の勘違いが
子どもを弱くしてしまう

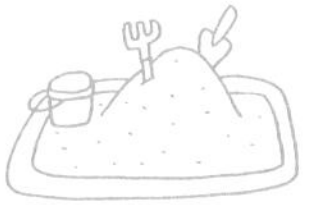

第3章

子どもは病原体に触れた数だけ強くなる 丈夫な体をつくるために必要な自己免疫力とは

第4章

病気に負けない体を手に入れる
今日から実践できる自己免疫力を高める生活習慣

第5章

腸内環境を整えれば病気知らずの体に知っておくべき自己免疫力を高める食事

第6章

自己免疫力が高ければ「生きる力」が強くなる
感染症に負けない強い子どもを増やしていくために

第1章

インフルエンザ、ヘルパンギーナ、RSウイルス

アフターコロナに拡大した子どものウイルス感染症

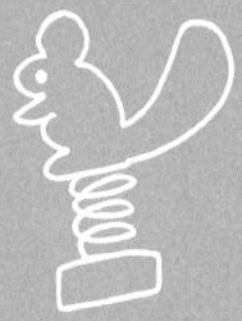

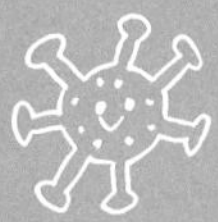

コロナ対策で広まった「新しい生活様式」

ここ数年で私たちの健康に大きな影響を及ぼしたのは、2019年から世界各国を席巻した新型コロナウイルスの大流行です。日本でも2020年4月には緊急事態宣言が出され、社会全体で息を潜めて暮らすような生活を強いられました。その後も流行の波を何度も繰り返しながら、猛スピードで開発されたワクチン接種が進められ、2023年5月に新型コロナウイルス感染症がインフルエンザなどと同等の「第5類」感染症に指定されたことで、ようやく少し落ち着きのある生活が戻ってきました。

この新型コロナウイルスの大流行という未曽有の経験により、私たちの感染症やその予防に対する意識もずいぶん変わったと感じます。

まず、一般の人が感染症について一定の知識をもつようになりました。新型コロナウイルスをはじめ、風邪やインフルエンザ、肺炎などの感染症は細菌やウイルスなどの小さい病原体が体内に侵入することで発症します。コロナ以前は「体を冷やしたから風邪をひいた」といった迷信めいた言い方をする人もいましたが、実際は体を冷やすだけで風邪をひくことはありません。体を冷やすと免疫の働きが低下し、風邪をひきやすくなるとはいえますが、風邪は必ずウイルスなどの病原体が外から入ってきて発症します（ただし、体を冷やすと免疫の働きが低下し、風邪をひきやすくなるとはいえますが）。そうしたことが新型コロナウイルスによって広く理解されるようになりました。

またウイルスがどのように体内に侵入するか、という感染経路も詳しく知られるようになっています。私たち人間の体の表面は非常に強固なバリアである皮膚に覆われています。そのため、ウイルスは皮膚から体内に入ることはできません。皮膚で覆われていないところ、例えば目や鼻、口、のどの粘膜などから体内に侵入します。

ウイルスが鼻やのどに入る感染経路には、大きく4つあります。くしゃみや咳によってウイルスを含む飛沫《ひまつ》が飛び、それを吸い込むことで感染する「飛沫感染」、ウイルスがついた手で目や鼻、口を触ることで感染する「接触感染」、空気中を漂うウイルスを含む微細な粒子（エアロゾル）を吸い込むことで感染する「エアロゾル感染」、そして空気中に浮遊するウイルスそのものを吸い込んで感染する「空気感染」です。

新型コロナウイルスでは飛沫感染、接触感染、エアロゾル感染が起こることが確認されています。

さらに、そうしたウイルスを体内に入れないために、「新しい生活様式」が国からも提示されました。エアロゾルを吸わないように人混みを避け、屋内では換気をこまめにする、さらにマスクを着用し、手洗いや手指の消毒をする、などです。また公共交通機関や職場、商業施設などで密になるのを避けるため、人と直接接触しなくて済むオンライン会議やリモートワーク、商品や食品のデリバリーサービスなどが急速に広がり、人々の働き方や生活スタイルもこの数年で大きく変化しています。

こうした感染予防の知識や感染対策が国民に広く知られることで、一時は新型コロナウイルスだけでなく、感染症そのものが減少していくのではないかと予測する専門家もいました。しかし残念ながら、新型コロナウイルスの5類移行後、私たち医師は思いがけない事態に直面しています。新型コロナウイルス以外の別の感染症の大流行です。それが特に顕著に現れたのが子どもたちでした。

季節外れのインフルエンザが大流行

小児科は通常、「冬が繁忙期で、夏は閑散期」というのが通例です。冬は風邪をひいたり、インフルエンザが流行したりして受診する子どもたちが大幅に増えるからです。反対に夏は受診する子どもはさほど多くはなく、私たち小児科クリニックにとっても比較的ゆとりのある時季です。私のクリニックでもコロナ以前は冬場の患者数は平均して一日90人前後、夏場は60人という感じでした（予防接種も含む）。

ところが2023年の夏はまったく様子が異なりました。真夏の厳しい暑さのなか、小児科に子どもたちとその保護者が殺到したのです。

私のクリニックでも7月頃には、一日で150人を超える患者を診るような状態になりました。私が神奈川県茅ヶ崎市に小児科クリニックを開業して9年が経ちますが、冬も含めてここまで患者数が多いのは開業以来、初めての経験です。一応待ち時間を少なくするため予約制を取りましたが、朝7時の予約受け付け開始から、わずか数分で100人くらいの予約が入ってしまう日が何週間も続きました。

子どもたちの年齢は0歳の乳児から小学生くらい、症状としては発熱や咳、鼻水などの、いわゆる風邪症状が大半でした。症状だけではなんの感染症か判断がつかないため、新型コロナウイルスとインフルエンザを同時に調べられる検査キットで調べたところ、最も多かったのがインフルエンザでした。

インフルエンザは広く知られているように毎年流行を繰り返す身近な感染症です。流行するのは通常12月〜翌年3月頃の寒さの厳しい時期です。観測対象の1医療機関当たり1週間の患者数が30人を超えると、流行期とされるようになります。2020〜2022年におけるコロナ禍の期間中は、コロナ対策が同時にインフルエンザの予防にもつながっていたのか、ほとんど患者がいないレベルまで減少していました。それに対して2023年夏は私のクリニックだけでも平均して週に18人もの子どものインフルエンザ患者が発生するという異例のシーズンになったのです（2023年8〜10月集計）。

RSウイルスが夏、咽頭結膜熱（プール熱）が秋冬に流行

コロナ後に子どもの間で流行したのは、インフルエンザだけではありません。インフルエンザと同様に冬場に流行しやすい感染症にはRSウイルス（Respiratory Syncytial virus）もあります。これは呼吸器に症状が出る感染症で、特に乳児が感染すると重症化することがあるため注意が必要です。通常は真冬の寒い時季に流行のピークがありますが、2023年は夏場にもかかわらず感染児が増加する傾向を見せました。

さらに、いわゆる夏風邪と呼ばれる感染症も、特に幼稚園や保育所などに通う幼い子どもたちの間で急速に広がりました。夏風邪の代表ともいえるのがヘルパンギーナです。これはコクサッキーウイルスによる感染症で例年、夏から秋にかけて流行します。急に高熱が出てのどの奥に水疱《すいほう》ができるのが特徴です。水疱が破れて潰瘍になると激しくのどが痛み、水分を摂るのもつらくなるため、脱水症状に気をつける必要があります。

同じコクサッキーウイルスの仲間による夏風邪には、手足口病もあります。これはその名のとおり、手のひらや足の裏、口の中などに小さな発疹《ほっしん》が出る感染症です。発熱や鼻水などの風邪症状も伴いますが、幼い子どもは軽症で済むことが多いです。ただし感染力が強いため、保育所などで1人患児が出るとクラス中にあっという間に広がることがあります。私のクリニックでは特に6～8月頃にかけて、ヘルパンギーナや手足口病の子どもたちが集中して受診していました。

感染力の強さでは、咽頭結膜熱（プール熱）も挙げられます。原因となるのは風邪症状を起こす代表的なウイルスであるアデノウイルスの仲間です。かつては夏のプールでのタオルの共有などが原因で広がることが多かったことから、別名「プール熱」とも呼ばれます。症状としては高熱が出てのどが真っ赤に腫れることと、目の充血・目ヤニの増加といった結膜炎の症状が現れるのが特徴です。

この咽頭結膜熱は本来、学校や保育所で6～8月頃のプールのある季節に流行する夏風邪の一つです。しかし2023年は、むしろ9月以降の秋冬にかけて流行が起きています。国立感染症研究所のデータによると、2023年11月下旬には、前年同時期に比べて咽頭結膜熱の報告が約30倍に増えていることが分かります。咽頭結膜熱は感染力がとても強いため、学校保健法により、症状がなくなってから2日が経過するまでは出席停止となります。幼稚園や保育所によっては治ったあとに登園許可証（いわゆる治癒証明）の提出を求めるところもあるため、私のクリニックでも保護者から検査をしてほしいという依頼が殺到したものです。

つまり、冬にはやるはずのインフルエンザやRSウイルスが夏から流行し、夏にはやるはずの咽頭結膜熱が秋冬にかけて流行する、まるで季節があべこべになったかのような不思議な感染症の流行が切れ目なく続いたのが、2023年後半の小児科の診療風景だったのです。

感染症との付き合い方が分からない保護者たち

2024年現在も当然、新型コロナウイルスの脅威はなくなったわけではありません。2023年夏からはやり始めたインフルエンザはしぶとく居座り、2023〜

2024年の冬にかけても流行が続いていました。私のクリニックのある地域でも学級閉鎖や学校閉鎖が相次いでいます。おそらく幼い子をもつお母さん・お父さんは、アフターコロナといわれる今も感染症を警戒する日々がまだまだ続いていることと思います。

なぜ、アフターコロナになって子どもたちの間でこれほど感染症の流行が続くのか――。考えられる理由としては、コロナ禍における感染対策の徹底により、子どもたちの免疫力が低下し感染が広がりやすくなっているというものです。子どもは本来、乳幼児期にさまざまな感染症にかかって免疫をつけていくことから、コロナ禍によって長い間、マスクや消毒の徹底、おうち時間が増えた子どもたちが免疫を弱めてしまうというのは容易に想像できます。

また、私は現代社会の生活様式の変化も関係していると考えています。現代は夫婦共働き世帯が圧倒的多数になり、子どもたちは親の産休明けの0歳や育児休業明けの1歳、2歳頃から、保育所などで集団生活を経験するケースが大半になっています。0歳や1、2歳が集団に入るとどういうことが起こるかというと、クラスの子どもたちから次々に病気をもらってくるようになります。私のクリニックに来るお母さん・お父さんのなかにも「うちの子、病気ばっかりしているんです」とこぼす人は少なくありません。感染症は人から人へと感染します。集団生活に入って多くの人に接触する機会が増えれば、それだけ感染症のリスクは高くなるのが当然です。

現実問題として共働きのお母さん・お父さんにとっては、子どもの病気で保育所へ通えなくなれば仕事にも影響が及びます。私は小児科医ですが、未就学児を育てる一人の親でもあります。保護者がつい「早く病院で薬をもらい、一日でも早く保育所に行かせたい」と思ってしまう気持ちも理解できますが、親がどれだけ焦っても感染症が早く治るわけではありません。

子どもが幼いときから集団のなかで育てる現代の親こそ、感染症との付き合い方を知っておく必要があるのです。

子どもの自己免疫力について正しい知識が必要

共働き世帯の増加により、以前に比べて乳幼児の感染症も増えていますが、子どもの命に関わるような怖い感染症は昔と比べて激減しています。

少し前までは、子どもが感染すると命に関わるような感染症も少なくありませんでした。例えば、はしか（麻疹《ましん》）もその一つです。はしかは麻疹ウイルスによる感染症ですが、感染すると高熱が続き、赤い発疹が全身に広がるなど激しい症状が現れます。さらに肺炎や脳炎、心筋炎などの怖い合併症を起こしやすいのも特徴で、1980年代頃までは乳幼児を中心に毎年100人前後が命を落としていた時期もあります。今では麻疹ワクチン（MR：麻疹風疹混合ワクチン）の普及により、命を落としたり、重篤な後遺症が出たりするような症例はとても少なくなっているばかりか、子どもの感染者自体ほとんど見かけなくなりました。

また百日咳も、以前は1歳未満の乳児がかかると重症化しやすい感染症でした。百日咳菌による細菌性の感染症で、けいれん性の激しい咳が続きます。呼吸困難や脳炎などの合併症によって命を落とす例もありましたが、こちらも今では百日咳、ジフテリア、破傷風、ポリオ、ヒブ（ヘモフィルス・インフルエンザ菌b型）を合わせた五種混合ワクチン（DPT－IPV－Hib）の登場により、感染者が大きく減っています。

そのほかにもロタウイルスによる激しい下痢や、肺炎球菌による髄膜炎も、子どもの命を奪うことがありましたが、これらも今ではワクチンが定期接種となり、重症化するケースはほとんど見られなくなっています。

多くの保護者としては、「わが子には感染症にかかってほしくない」という気持ちが強いと思います。共働きで仕事を休むと職場に迷惑がかかり、心苦しいというのもあると思いますし、何より熱や咳、鼻水・鼻づまりなどの症状で苦しそうな子どもを見るのがつらい、という思いもあるはずです。

しかし、本当に子どもの感染症を予防したいと考えるのであれば、ウイルスや病原体をただ避けるだけでは実は不十分です。病原体のまったく存在しない無菌室のような環境では、健やかでたくましい子どもは育たないのです。

むしろ身近な感染症とも上手に付き合いながら、子どもの自己免疫力を育て「感染症に負けない強い体」を育んでいくことが大切です。そして、そのためには子どもの健康や免疫の働きについて学び、日々の生活や習慣についても再点検する必要があるのです。

第2章

過剰な消毒・外遊びの制限・治療薬頼り

健康管理に関する親の勘違いが子どもを弱くしてしまう

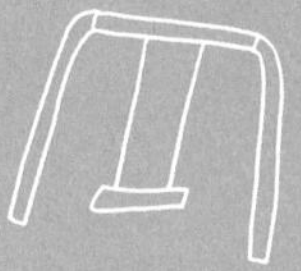

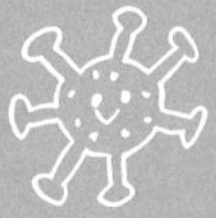

親の間違った健康管理が子どもを弱くしてしまう

私は小児科医として、日々たくさんの子どもたちとその親に接しています。そこでいつも感じるのが、子どもの日々の健康管理や心身の発達について、意外に正しい知識が知られていないということです。自分はそこまで子育てに対して神経質ではないという保護者でも、自分の子どものためによかれと思ってしていることが実は間違っていたり、勘違いだったりということは往々にしてあるものなのです。

新型コロナウイルスの経験によって、すっかり私たちの日常になじんだアルコールによる手指消毒は、子育てをしている保護者がよく勘違いしてしまう代表的な例です。実際に消毒用アルコールのボトルを常備し、外から帰宅したときや食事前などに使用している人もいると思います。小さな子どものいる家庭では外出先にもアルコール入りの小さな容器や除菌シートを持ち歩くのが常識のようになっていますし、さらに清潔志向の強い家庭では、子どものおもちゃや子どもの手が触れる家電・家具類も定期的にアルコールで拭いている場合も少なくありません。

万一ウイルスのついた手で鼻や口を触れば接触感染が起こりますし、特に0〜1歳頃の子どもは何でも口に入れて確かめようとします。子どもが触ったりなめたりする場所を清潔に保とうとすること自体は間違いではありません。

しかし、清潔にする＝子どもの環境をすべて除菌することではありません。細菌というと「バイ菌」「虫歯菌」など悪いもの、排除すべきものというイメージがありますが、実際は私たち人間も細菌と共生の関係にあります。感染症などを引き起こす悪い菌もある一方、そこにいるだけで特に悪さをしない菌もありますし、逆に人間にとって良い作用を及ぼす菌もあります。私たちの体内や皮膚表面にも多くの種類の細菌が棲息し、それぞれが絶妙なバランスを保って存在しているのです。

例えば、私たちの皮膚には表皮ブドウ球菌、アクネ桿菌《かんきん》、黄色ブドウ球菌をはじめとした常在菌がいます。種類にして約40種類、数は約100万個以上とされています。このうち表皮ブドウ球菌は通常、皮脂からグリセリンや脂肪酸を作り出し、皮膚の表面を保護し、肌を弱酸性に保って悪い菌の繁殖を防いでくれています。ところがアルコールや除菌シートを多用し過ぎると、悪い菌だけでなく良い菌まで殺菌してしまい、菌同士のバランスが崩れるようになります。その結果、黄色ブドウ球菌などの悪さをする菌が増殖してしまって皮膚炎になることもありますし、菌が体内に入れば病気を引き起こすこともあります。

そのため、出先など手を洗えないような場面で、ときどきアルコールで手指消毒をするくらいはかまいませんが、決してアルコール除菌に頼り過ぎはよくないのです。子どもの手指を清潔に保つには、水洗いがベストです。流水で手を洗えばウイルスなどの多くは洗い流せます。石けんも使い過ぎると皮脂を必要以上に落としてしまい、皮膚表面のバリアを崩す原因になる場合があるので、まずは水洗いと覚えておくことが大切です。

同様に赤ちゃんのお尻拭きでも、完璧に清潔にしようとゴシゴシと拭き過ぎると、おむつかぶれが悪化してしまいます。汚れはやさしく拭き取り、汚れが落ちにくい箇所はぬるま湯で洗い流すのが適切です。

また、子どもは自分の身のまわりのものをなめたり、触ったりすることで触覚やボディイメージ（自分の体の輪郭や手足の位置、動きを感知する感覚）を育て、自分のまわりの環境を学んでいます。親が清潔を優先して「それは汚いからダメ！」「触らないで！」と言い過ぎると、子どもは萎縮してしまい、身のまわりの環境に触れて学ぶ機会を減らしてしまいます。家庭内の衛生を考えるのであれば一日1回掃除機をかけ、汚れが気になる箇所はウェットティッシュなどで水拭きをするというくらいで十分なのです。

「ケガをしたら、消毒液で殺菌する」は昔の常識

小さな子どもはよく転びますし、すり傷や切り傷などのケガもよくします。このように子どもがケガをしたとき、化膿《かのう》を防いで早く治すために、消毒液で消毒をしたほうがいいと思っている人が多くいます。傷口を殺菌消毒する薬にはヨードチンキ、ポビドンヨード、オキシドールなどいくつかの種類があります。自分が子ども時代にケガをして家に帰ると、親にボトル型の消毒液をシュッと吹きかけてもらった経験がある人もいると思います。今でも薬局へ行けば、何種類もの消毒液が市販されているた

め、そう思ってしまうのも無理はありません。

しかし、「傷口に消毒液」というのは、少し前の時代の常識です。実は家庭で手当てできるような小さな傷であれば、消毒液を使わないほうが早く傷が治るのです。これは常在菌の話と同じで、消毒薬を使うと一時的に悪い菌を殺菌することができますが、良い菌も減らしてしまいます。常在菌のバランスが崩れて悪い菌が増殖すれば化膿が進んでしまうことになります。また傷口から出てくるジュクジュクした液（滲《しん》出《しゅっ》液）には、細胞成長因子が多く含まれ、傷を修復するために細胞が増えるのを助けています。しかし消毒液を使うと、せっかく生まれた新しい細胞も死んでしまい、傷が治りにくくなってしまうことがあるのです。

「マスクの常用」や「厚着」で感染症を防げるとは限らない

新型コロナウイルスの流行以降、マスクをするかしないかは家庭により、また人により、意見が分かれるところだと思います。風邪や新型コロナウイルス、インフルエンザを防ぎたいということであれば、人の集まる場所、換気の悪い場所では、不織布のマスクを着けるとウイルスを含む飛沫や、エアロゾルを防ぐ一定の効果が得られます。幼稚園や保育所、学校で感染症が流行しているときは、マスクを着用する意味は十分にあると思います。

ただし、マスクの効果は絶対的なものではありません。事実、新型コロナウイルスが5類に移行したあと、学校などではそれまでの習慣でマスクを着け続けている子どもが多数いましたが、それでもインフルエンザや夏風邪の流行を抑えることはできませんでした。

特に子どもの場合、マスクを長時間ずっと正しく装着していられるわけではありません。マスクをさせても、いつの間にかマスクがずれて鼻や口が出た状態でしゃべったり、友達とふざけ合ったりしているのが子どもです。そのため、特に感染症が流行しているとき以外は、子どものマスク着用にそれほど神経質にならなくてもよいと私は考えています。

また、冬場に「風邪をひかせたくないから」と、かなり厚着をさせている家庭も見受けられます。しかし、極端な厚着をさせても感染症を防げるわけではありません。むしろ子どもの発達という面ではデメリットになることもあります。

デメリットの一つは、厚着をすることで体を動かしにくくなることです。乳幼児期は、さまざまな動きを経験して運動機能を育てていく段階にあります。それが厚着によって自由な動きが制限されてしまうと、運動機能の発達の妨げになってしまうのです。

二つ目は、厚着をすると、汗をかきやすくなることです。子どもは大人よりも体温が少し高く、汗もかきやすいという特徴があります。子どもと大人で汗腺の数に違いはないのですが、大人よりも体表面積が小さい子どもは汗腺の密度が高くなります。また、子どもは体内の水分量も多いため、冬場でも少し動けばびっしょりと汗をかきます。そのため、寒い戸外で汗をたくさんかけば汗が冷えて体温を奪い、かえって体を冷やすことにもなりかねないのです。

「外遊びは汚れるから苦手」で、アレルギーが増える

最近では、幼い子どもが外で泥んこになって遊ぶという経験もめっきり少なくなっています。今は昔と違い、子どもたちだけで野山で遊べる時代ではありません。外遊びで衣類を汚せば、家庭の洗濯の手間も増えてしまいます。保護者は共働きで忙しいですから、保育所や幼稚園でも「服が汚れるような土遊び、泥遊びをしないで」と保護者から要望されることもあるほどです。

今は外遊びにこだわらなくても、水泳クラブやスポーツクラブに行けば衛生的な環境で体を動かすことができますし、子どもたちの遊び自体も変化しています。わざわざ寒さ・暑さの厳しい戸外に出なくても、エアコンの効いた室内でゲームをするほうが好きという子どもたちも増えています。

しかし、社会全体で衛生志向が強まり、子どもが戸外で遊ぶ機会が少なくなるにつれて増えてきた疾患があります。それがアレルギー疾患です。東京都の「アレルギー

疾患に関する3歳児全都調査（令和元年度）」によると、3歳時点で蕁麻疹《じんましん》と診断された子どもは20・6％、アトピー性皮膚炎は20・6％、アレルギー性鼻炎が20・1％、食物アレルギーは17・8％となっています。複数のアレルギー症状をもつ場合も多く、なんらかのアレルギー疾患をもつ子どもは全体の半数（56・2％）に上っています。つまり3歳児が10人いたら、そのうち5人になんらかのアレルギー疾患があるということです。

アレルギーの発症には「免疫」の仕組みが関わっています。免疫とは、ウイルスや細菌などの体内に侵入してきた外敵を排除するシステムです。この免疫の働きが〝誤作動〟してしまい、身のまわりのほこりや花粉、食物など、本来は無害なものを誤って敵と見なして激しく攻撃し、皮膚や粘膜に炎症を起こしてしまうのがアレルギー反応です。

一般的に子どもをアレルギーにしたくなければ、ほこりや花粉など、アレルゲン（アレルギーの原因物質）を極力避けて清潔な環境で生活すればいいと思う親も多いと思います。しかし、実際はその逆です。幼い頃から動物や家畜、土、泥などの自然物に触れた経験が多い子どもほど、アレルギーの発症が少ないという報告が相次いでいる

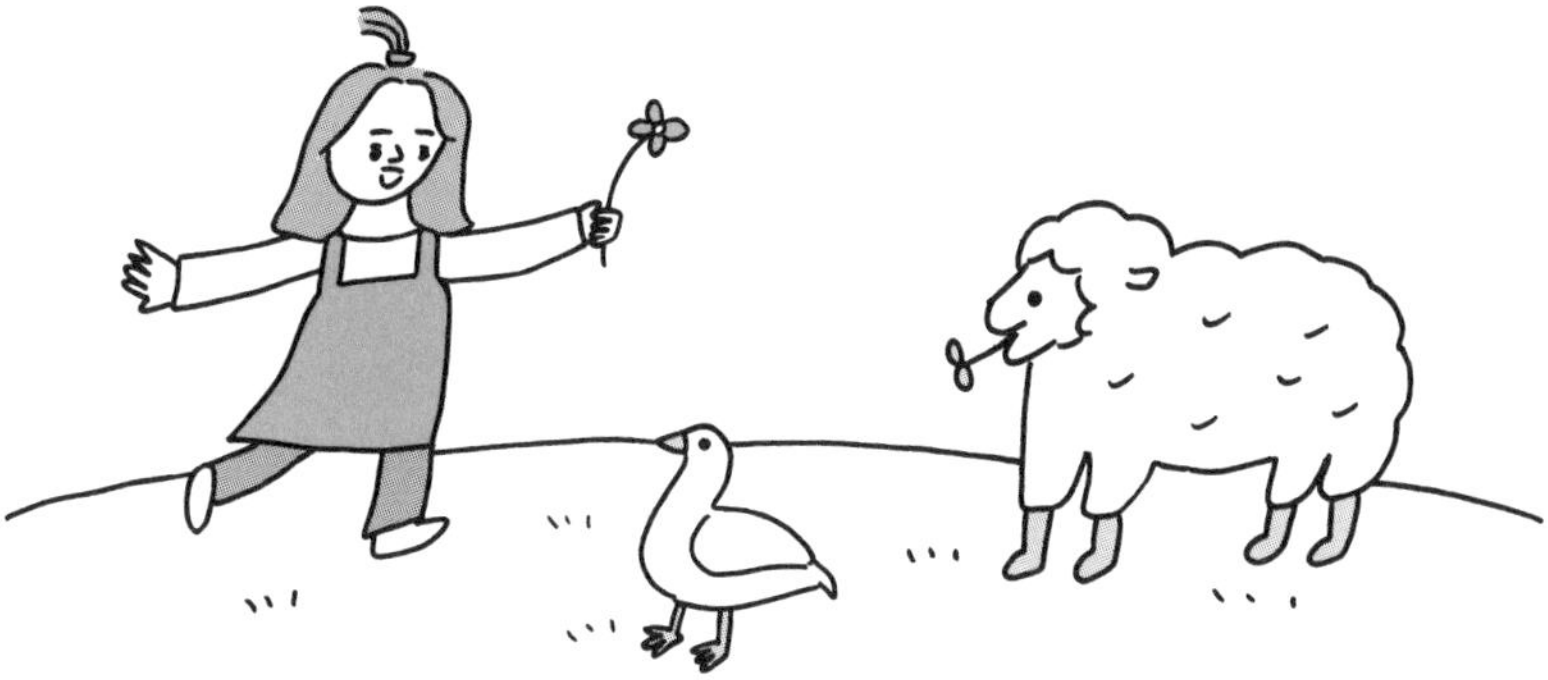

のです（ジャック・ギルバートほか『子どもの人生は「腸」で決まる：3歳までにやっておきたい最強の免疫力の育て方』東洋経済新報社）。
　家畜や動物、土、泥などにはさまざまな細菌・微生物が棲息しています。一部には有害な菌もいますが、害の少ない菌や無害な菌もたくさんあります。そうした戸外の細菌・微生物に頻繁にさらされることで、子どもの発達途上の免疫細胞が訓練されていき、アレルギーという誤作動も起こさなくなるのではないかと考えられています。反対に、現代の子どもの生活環境はあまりにも清潔過ぎ、免疫細胞が多様な菌に触れる機会が少ないために、アレルギーが増えているのではないかと予測されているのです。

「アレルギーになりやすい食品は避ける」だけが正解ではない

子どものアレルギーのなかでも、特に増えているのが食物アレルギーです。食物アレルギーの症状としては、原因となる食品を食べて30分〜1時間以内に口のまわりが赤くなるほか、唇やのどの粘膜にかゆみ、腫れが現れる、消化管でアレルギー反応が起きて嘔吐や下痢が起こるなどです。ごくまれにですが、アナフィラキシーショックといって急激に激しいアレルギー反応が起こり、呼吸困難や血圧低下、意識障害などを起こすことがあります。

子どものアレルギーの原因食品として多いのは鶏卵と牛乳です。そのほか木の実類、小麦、落花生、魚卵、果物、大豆、甲殻類、ソバなど、さまざまな食品があります。特に0歳児では鶏卵、牛乳、小麦の3つが原因食品の約96%を占めています（消費者庁「令和3年度食物アレルギーに関連する食品表示に関する調査研究事業報告書」）。

従来、食物アレルギーの治療は原因となる食品をできる限り避けるというものでした。例えば、鶏卵アレルギーであれば卵や卵を含む食品を一切食べないようにと指導されてきたわけです。

しかし食物アレルギーの治療法も近年は進化しています。これまでのように原因食品を完全に除去するのではなく、むしろ少しずつ食べて体を慣らしていくという方法が注目されるようになっています。アレルギー反応を起こす食品でも少量ずつ繰り返し食べていると、免疫細胞が「これは敵ではない」と学習するようになり、次第にアレルギーを起こさずに食べられるようになることが少なくないのです。これは「免疫寛容」といいますが、幼い子どもは免疫の働きがまだ完成していないため、経験によって免疫の働きも変化（進化）していくということです。

「予防接種は副反応が怖いから受けたくない」は、とても危険

乳幼児期はたくさんの予防接種があります。種類も多いですし、短期間に二度、三

度と打たなければならないものもあり、子どもの体調を見ながら予防接種のスケジュールを調整するのが大変……というのは乳幼児を育てる保護者の共通の嘆きです。ただ、慌ただしいなかでも、多くの保護者はワクチンの必要性を理解し、適切なタイミングで接種を受けてくれています。私のクリニックでも、コロナ禍の数年間も含め多くの親子が適切な時期に予防接種を進めてくれていました。

しかし、ごく一部ですがワクチンを否定している保護者がいます。なかには宗教が関係している場合もあるようですが、それ以外にも「副反応が起きたら怖いから」「なんとなく子どもの体によく分からないものを入れたくない」などの理由で、ワクチン接種を拒否したり、接種を迷ったりする場合があります。

確かに予防接種には副反応がつきものです。予防接種の受診の案内にはそれぞれのワクチンの特徴や起こり得る副反応が説明されています。例えば、日本小児科学会のMR（麻疹・風疹）ワクチンの説明では「接種後、約2割の人に発熱が見られ、ときに高熱となって熱性けいれんを伴うことがある。さらに接種した部位に蕁麻疹や発疹などのアレルギー反応が起こることがあり、ごくまれに脳脊髄炎、脳炎・脳症を起こしたという報告もある」などと記載されています。

しかし、ワクチンの副反応のほとんどは数日で治まる軽い症状です。医学に100%はないため絶対に重症化しないと断言することはできませんが、気になる副反応が見られたら接種した医師に連絡すれば、適切な医療機関へとつないでもらえます。

むしろ、迷っているうちに予防接種を打ちそびれてしまうほうが、子どもにとってはリスクです。はしか（麻疹）などは効果的な治療薬がまだない状態です。ワクチンを打つ前に感染してしまうと重症化のリスクが非常に高くなります。また破傷風・ジフテリア・百日咳・ポリオ・ヒブの五種混合のワクチンを打つ前に、ケガの傷口から土中などにいる破傷風菌に感染するようなことがあれば、命に関わる恐れもあります。

子どもが風邪をひいたら「病院で薬をもらう」の誤解

医療や薬との付き合い方についても、誤解や勘違いが少なくないと感じています。

小児科クリニックの受診理由で最も多いのが「風邪」です。熱がある、咳が出て痰もゴロゴロしている、鼻水・鼻づまりで苦しそう、嘔吐や下痢があった……。そういうときは多くの保護者は「病院で薬をもらって早く直そう」と考える傾向にあります。これまで私が勤務してきた市立病院の一般外来においても救急外来においても、子どものほんの軽い風邪で「薬を処方してもらわないと安心できない」という人がとても多かった印象があります。子どもに薬を飲ませて安心、それどころか薬をもらって安心という保護者も少なくないと感じます。

そもそも子どもの風邪のほとんどが「自然治癒の見込める軽症のウイルス性感染症」です。ウイルスが感染する場所により鼻風邪、のど風邪、気管支の風邪、おなかの風邪などの多くの種類がありますが、どのように治っていくのか本当のところは実はまだ分かっていません。確実なのは、どのような経過をたどったとしても最終的には「患者の自己免疫力によって治る」ということです（まれに予測が難しい合併症が起こるケースはありますから、経過をよく観察することは大事です）。

そのため本来、子どもの軽い風邪は自宅でゆっくりと休んでいれば治るものなのです。小児科を受診して相談をするのはいいのですが、必ずしも風邪で薬を処方してもらう必要はありません。今の時代でも、風邪に根本的な治療薬はありません。解熱剤や咳止め、鼻水を止める薬のような対症療法の薬はありますが、子どもにはそのほとんどが不要です。薬を飲めば飲むほど自分で治す力を邪魔してしまうので、むしろ治りが遅くなってしまう可能性もあるのです。

「風邪で抗生物質をもらう」のは、百害あって一利なし？

また子どもの風邪のときに「抗生物質を出してもらって安心する」というのも、大きな誤解です。

抗生物質は抗菌薬ともいい、細菌をやっつける薬です。溶連菌感染症や中耳炎など、細菌によって引き起こされる感染症を治療するには抗生物質が必要です。小児科でも今から20年ほど前までは子どもに風邪症状があり、のどが真っ赤なときは溶連菌感染症などの疑いも考えて抗生物質を出すという医師が少なくありませんでした。

しかし、そのあとに子どもの風邪の9割以上はウイルスによるものであることが判明しました。ウイルスと細菌はどちらも感染症を引き起こす病原体ですが、両者はまったく性質が異なります。細菌がバレーボールくらいの大きさだとしたら、ウイルスはビー玉ほどの極小サイズです。また細菌は自ら分裂して増殖できますが、ウイルスは人間や動物の細胞を借りなければ増えることができません。

そして抗生物質は細菌にはよく効きますが、ウイルスにはまったく効果がありません。それどころか抗生物質によってアレルギー反応が出たり、腸内の正常細菌叢《そう》（多種多様な細菌の集まり）を破壊して体の調子を崩したり、風邪が治りにくくなったりするのです。

さらに抗生物質を使い過ぎると抗生物質が効かない「耐性菌」を出現させてしまい、本当の細菌感染症にかかったとき、抗生物質が効きにくくなる恐れもあります。つまり、ただの風邪で抗生物質を処方・使用するのはデメリットのほうが大きいということです。

ただ、いまだに「念のため」と言って風邪の子どもに抗生物質を出す医師もいるのは事実です。保護者も、最初に受診した小児科で風邪薬をもらって飲んだものの、なかなか症状がよくならず、２件目のクリニックを受診して抗生物質を処方されたとおりに薬を飲ませたらよくなったといった経験から、「抗生物質は効く」と勘違いしているケースもあるようです。しかしそれは抗生物質が効いたわけではなく、単に発症から時間が経って風邪が治っただけであることがほとんどです。

「高熱が出たら、急いで受診」が正しいとは限らない

小さい子どもはよく風邪をひきますし、よく熱を出します。夜になって赤い顔をしているので熱を測ってみたら39℃もあり、慌てて夜間救急を受診した――。そんな経験のある親も少なくないはずです。確かに急に高熱が出ると親は動転してしまいますが、熱に気づいてすぐに小児科や救急を受診するのは控えるべきです。

急な高熱はインフルエンザや新型コロナウイルスなどの感染症の疑いがありますが、発熱からあまり時間が経っていない間はまだウイルス量が少なく、検査をしても正しい結果が得られない場合が少なくありません。そのためインフルエンザなどの感染症

で、一般のクリニックの簡易検査で正しい結果を得るためには、感染後、体内である程度ウイルスが増殖した段階で検査を受ける必要があります。目安としては発熱などの症状が現れてから最低でも数時間、できれば12時間経ってから、検査を受けるようにしなければ正確性に欠けるのです。

また、熱が高いとひきつけや脳炎を起こさないかと不安になり、病院でもらった解熱剤をすぐに飲ませて熱を下げようとする人もいます。しかし、熱がある＝解熱剤を使う必要があるわけではありません。子どもは体が小さいですが、大人が想像するよりもずっと熱に強いです。大人は38℃、39℃の高熱が出ると、ぐったりして動けないと感じるかもしれませんが、子どもは熱が高くても意外に元気で、ふつうに遊んでいたりすることもよくあります。

そもそも熱というのは、免疫細胞がウイルスと闘っているときの反応です。体温が高いほうが免疫細胞の働きがよくなり、ウイルスを効率よく排除できるため、あえて熱を出して体温を上げているのです。反対に解熱剤を使って体温を下げると免疫の働きも低下し、かえって治りが悪くなる可能性もあります。

子どもの熱が高くても、ふつうに水分や食事を摂ることができ、夜も眠れるのであれば解熱剤を使う必要はありません。一方、熱のために夜も眠れずに苦しそうな状態が続いているというときは、解熱剤で熱を下げると少しラクになるはずです。熱の高さだけではなく子どもの顔色や表情、睡眠、水分摂取、排泄といった体調全体をよく見たうえで、薬を使うべきかどうかを考えなければならないのです。

「小児科は病気のときしか受診できない」と思わなくていい

最近の保護者の傾向として私が気になるのは、インターネットやSNSなどの誤った情報に振り回されている人が少なくないということです。

ネット上では、多くの人の注目を集めるためにどうしても極端な情報が多くなります。予防接種の話題でいえば、副反応で死亡した、重い副反応が起こったなどの情報もそうです。実際には100人のうち99人は何事もなく予防接種を済ませていますが、そういう大多数の人はネットに情報を書き込むことはありません。残る1人がごくまれに起きた反応をネットに流すと、それがセンセーショナルに取り上げられ、「やっぱり予防接種はこんなに怖い」といった極端な話になっていってしまいます。

新型コロナウイルスにしても、世界中で何十億という人がワクチンを接種し、感染・重症化を防いで流行拡大を抑えるという恩恵を受けてきたにもかかわらず、ネットでは一部の反ワクチン派の言説が繰り返し取り上げられています。実は小児科医のなかにも「反ワクチン」を掲げる人がわずかにおり、そういう医師の考えに共感した保護者が遠方からも続々と受診しているといいます。もし子どもに一切の予防接種を受けさせず、なんらかの感染症で重い後遺症が出るようなことがあれば、その医師は責任を取ってくれるのか私には疑問が残ります。

そうした話を見聞きすると、インターネットが普及し、有益な情報とともに有害な情報も簡単に手元に届いてしまう今の時代の子育てのリスクについても、もっと考えていかなければいけないと痛感させられます。かかりつけの小児科を持つことで、子どもの日常の健康管理だけでなく、子育ての悩みも相談することができます。若いお母さん・お父さんたちが安心して子育てをできるように、幅広く家庭をサポートしていくことも小児科医の大事な仕事です。

第3章

子どもは病原体に触れた数だけ強くなる

丈夫な体をつくるために必要な自己免疫力とは

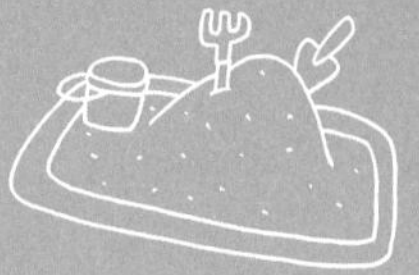

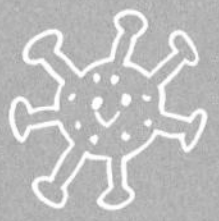

私たちの体を守る免疫の働きとは

「感染症にかからないように免疫力を高めよう」「寒い季節は風邪をひきやすくなるから、積極的に免疫ケアをしよう」「免疫力を高める食事や生活習慣とは」。最近では、雑誌やネット記事などでも免疫をテーマにした記事をよく目にします。免疫力の向上をうたった健康食品・飲料なども増えており、家族の健康を守りたいと考えてそうした商品を利用している人も少なくないと思います。

免疫という文字は、「疫（病気・感染症）」を「免れる」と書きます。病気にならない、あるいは病気になりにくい状態を表しています。辞書で「免疫」を調べると「伝染病などに一度かかると、二度目は軽く済んだり、まったくかからなくなったりすること。生体が自己にとって健全な成分以外のものを識別して排除する防衛機構」（大辞林）、「病原菌や毒素がからだに入っても病気にかからない（かかりにくい）ような状態にあること」（新明解国語辞典）とあります。

要するに免疫とは、ウイルスや細菌をはじめとした病原体や異物から、私たちの体を守るための仕組みです。「免疫がある」「免疫力が高い」といった表現は感染症にかかりにくい、病気に対する抵抗力が高い状態を指します。

私たち人間は生まれながらにこうした免疫をもっています。免疫の仕組みが正常に働いていれば、ウイルスや細菌に接触しても病気を発症しないこともありますし、発症しても軽い症状で済み、時間とともに自然に回復していきます。反対に、免疫の働きがよくないと感染症にかかりやすくなったり、風邪などの身近な感染症でもなかなか治りにくい状態になったりします。新型コロナウイルスやインフルエンザが流行しているとき、何度も感染してしまう人、重症化してしまう人がいる一方で、まったくかからない人もいます。それぞれの人がもっている免疫力の違いにより、発症の有無やその後の経過が変わってくるのです。

第一の防御＝皮膚や粘膜が病原体の侵入を防ぐ

私たちの免疫の働きは、誰もが生まれながらにもっている「自然免疫」と、生まれたあとの環境のなかで獲得していく「獲得免疫」とに分けられます。

さらに自然免疫には、異物が体内に入ってこないように阻止する第一の防御と、体内に入ってしまった異物をすみやかに除去する第二の防御があります。さらに自然免疫の第一、第二の防御を突破してきた異物に対しては、獲得免疫という第三の防御が出動します。私たちの体はこのような巧妙な免疫の仕組みにより外敵から守られています。

まず自然免疫のなかで、ウイルスなどの外敵の侵入を防ぐ第一の防御となっているのが皮膚や粘膜です。私たち人間の皮膚は角質層で覆われています。この角質層は死んだ表皮の細胞が何重にも重なったもので、とても丈夫な構造をしています。天然のボディスーツのように全身を覆う角質層があることで、ウイルスや細菌などの病原体は体内に侵入することができません（皮膚に傷や炎症があると、そこから細菌やアレルゲンが侵入することはあります）。

また鼻やのどに異物が入ってきたときには、反射的に咳やくしゃみが出ます。これは勢いよく空気を押し出すことで、気道の異物を外へと出している反応です。咳やくしゃみはウイルスをまき散らす飛沫のもととして嫌われますが、本来は異物や病原体から体を守ろうとして起こる反応です。時と場合にもよりますが、無理に我慢をしたり、薬で抑えてしまったりするのは体にとってはよくありません。

そして気道の粘膜は、細かな繊毛と粘液で覆われています。異物が入ってくると粘液の分泌を増やしてからめとり、繊毛の動きによって外へと押し出そうとします。風邪をひくと痰が増えるのはこの作用によるものです。さらに粘膜を覆っている涙や鼻水、唾液、胃液、腸管の粘液などには殺菌作用があります。それにより粘膜で細菌が繁殖・定着するのを抑える働きをしています。このように皮膚や粘膜は、異物の侵入を水際で阻止する空港の検疫官のような働きをしているのです。

第二の防御＝体内に入ってきた病原体を白血球が食べる

第一の防御壁を突破してウイルスや細菌、異物が体内に入ってきたときに働くのが、自然免疫の白血球の作用です。白血球は血液中の成分の一つとしても知られていますが、実はさまざまな種類があります。細胞の大きさや性質により単球、リンパ球、顆粒球の3つに分けることができ、さらにそのなかにもいくつかの種類があります。

このうち自然免疫を担うのが単球と顆粒球です。単球は異物から体を守る警察のような役割をもっています。体内を常にパトロールしていて、ウイルスや細菌などの異物を見つけるとすぐに取りついて体内に取り込み、分解します。また単球にはまわりの細胞に異物の侵入を知らせる役割もあります。単球が出す物質により、顆粒球という攻撃の実戦部隊の細胞たちが集まってきて異物を殺菌します。これらの単球や顆粒球は異物を食べているように見えるため、「食細胞」とも呼ばれます。

例えば、ケガをして傷口から出血したときは、皮膚のバリアが壊れて細菌などの病原体が体内に侵入しようとします。そこで単球のマクロファージや顆粒球の好中球などがたくさん患部に集まってきて、異物を次々に分解・殺菌します。異物を大量に取り込んだ食細胞は膿となり、やがて体外に排出されます。このように白血球の食細胞が素早く異物を分解して無害にする働きが、外敵から体を守る第二の防御です。

白血球の種類と働き

【単球】 白血球のなかで最も大きい細胞のグループで白血球全体の約5％を占める。自然免疫の一つで異物にいち早く反応して排除する警察のような役割をもつ。

・マクロファージ……病原体や死んだ免疫細胞など、異物をなんでも食べてしまう大食漢で「貪食細胞（大食細胞）」とも呼ばれる。異物の侵入をほかの免疫細胞にも伝える

・樹状細胞……異物を取り込んで分解するとともに、その情報を記憶し、ほかの免疫細胞に伝える役割ももつ（抗原提示）

【リンパ球】 血液とリンパ管を循環するグループ。白血球全体の3分の1を占める。

特にT細胞、B細胞は連動して異物を攻撃する司令塔として働き、獲得免疫の中心を担う（NK細胞は自然免疫）

・T細胞……異物や病原体の情報を受け、病原体の攻撃をコントロールする細胞。攻撃の指令を出す（ヘルパーT細胞）、直接攻撃する（キラーT細胞）、攻撃終了を告げる（サプレッサーT細胞）という3つの種類がある

・B細胞……病原体の情報から、病原体に有効な抗体を作り出す細胞。B細胞に作られた抗体が病原体を攻撃し無害化する

・NK細胞……ウイルスに感染した細胞やがん細胞を単独で攻撃、破壊する働きがある

【顆粒球】 殺菌作用のある顆粒をもつグループで、異物を直接的に攻撃する実戦部隊（自然免疫）。好中球が最多で白血球の約6割を占め、好酸球は5％、好塩基球は1％程度

・好中球……細菌や病原体を細胞内に取り込んで殺菌する。感染症やケガなどで炎症のある箇所に多く集まって活動する。病原体と闘うと死んでしまい、死骸が膿となる

・好酸球……寄生虫の感染やアレルギー疾患があると増加する顆粒球

白血球の種類と役割

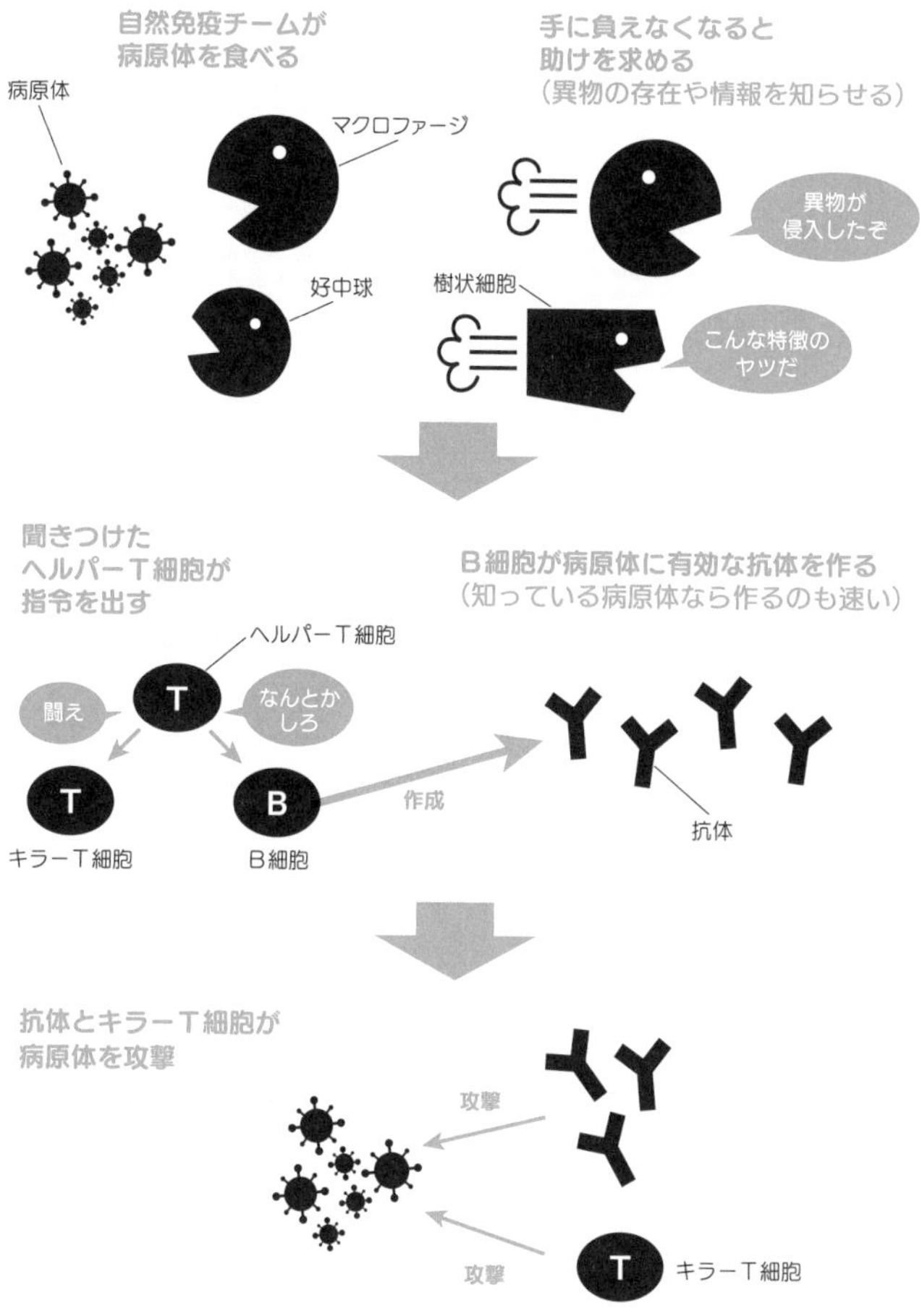
自然免疫チームが
病原体を食べる
手に負えなくなると
助けを求める
（異物の存在や情報を知らせる）
病原体
マクロファージ
好中球
異物が
侵入したぞ
樹状細胞
こんな特徴の
ヤツだ
聞きつけた
ヘルパーT細胞が
指令を出す
B細胞が病原体に有効な抗体を作る
（知っている病原体なら作るのも速い）
ヘルパーT細胞
闘え
T
なんとか
しろ
T
キラーT細胞
B
B細胞
作成
抗体
抗体とキラーT細胞が
病原体を攻撃
攻撃
攻撃
T
キラーT細胞

石原 新菜（監修）『眠れなくなるほど面白い 図解 免疫力の話：免疫力を最強に上げる方法を医師がすべて解説!』（日本文芸社）を基に作成

・好塩基球……麻疹などの感染症やアレルギー疾患、慢性骨髄性白血病などで増加する

第三の防御＝一度かかった病気は、かかりにくくなる「獲得免疫」

第一、第二の防御では病原体の侵入・増殖を防ぎきれなくなったときは、いよいよ免疫の第三の防御である「獲得免疫」の出番です。獲得免疫とは「一度病気にかかると二度目はかからない（かかりにくい）」という状態をつくる作用です。免疫の働きは、まさにこの獲得免疫のことを指しています。

白血球のなかでも獲得免疫において中心的な役割を担うのが、リンパ球のT細胞とB細胞です。単球の樹状細胞は「こんな異物が侵入してきた」という異物の特徴をほかの細胞に伝える役目があります。ヘルパーT細胞がこの情報を受けとると、その抗原を標的にして攻撃するようにキラーT細胞へと指令を出します。さらにヘルパーT

細胞は、同じリンパ球のB細胞にも抗原の情報を伝え、その病原体に有効な「抗体」を大量に作らせます。

抗体とは免疫グロブリンと呼ばれるたんぱく質です。抗体は特定の抗原と結合してその異物を体内からすみやかに除去するように作用します。例えば、血液中や粘膜の粘液に抗体がたくさんあると、それぞれが病原体と結びついて無害化してくれます。また抗体がほかの物質（補体）と協力して病原体の細胞膜を破壊することもありますし、抗原に抗体が結びつくことでマクロファージなどの食細胞に食べやすくもします。こうして抗体は、特定の抗原をもつ病原体を排除する強力な戦闘部隊となります。

ウイルスなどの病原体が初めて体内に侵入した場合、抗体が十分にできるまでには2週間ほどの時間がかかります。しかし、B細胞は体内に入ってきた抗原の形状を記憶しているため、2回目に感染したときは、体内に入ってきた抗原に反応して素早く抗体を作り出すことができ、結果的に感染症の発症・重症化を防げるようになるのです。これが獲得免疫の仕組みです。

つまり医学的に「免疫がつく」とは一度何かの感染症にかかり、その病気の抗体ができることを意味します。子どもたちが生後まもなくから受ける予防接種も、人工的に獲得免疫をつけることで感染・重症化予防を図っています。ただし抗体は一度できるとその効果が一生涯続くもの（終生免疫）もあれば、十数年〜数十年など一定期間効果が続くもの、あるいは数カ月から数年など短期間で効果が薄れるものもあります。抗体による予防効果が少ない感染症は、一生の間に何度も繰り返して感染する可能性があるといえます。

いずれにしても、私たち人間の体は自然免疫の第一の防御、第二の防御、そして獲得免疫という第三の防御で何重にも守られています。子どもの免疫力アップを考えるのであれば、こうした免疫の働きを総合的に育てていくという視点が大切になります。

生まれて間もない赤ちゃんは、病気にかかりにくい

子どもの免疫の働きの成長についても触れておきます。赤ちゃんは母親の胎内でほぼ無菌の環境にいます。そのため誕生間もない赤ちゃんは獲得免疫をもちませんし、

自然免疫の働きもまだまだ未熟です。実際に病原体には非常に弱い状態なのですが、生後しばらくの間は感染症や病気にかかりにくいことが知られています。

これは妊娠中に胎盤を通じて母親から多くの種類の抗体をもらっているからです。また産後に飲む母乳にもさまざまな免疫成分が含まれています。特に産後３日目までに出る初乳はたんぱく質が多く、ＩｇＡ（免疫グロブリンＡ）という免疫成分がそのほかの時期の３倍も多く含まれています。一般に生後６カ月頃までは、こうした母親からもらった免疫の働きが続くといわれており、乳児期のなかでは免疫力が高い時期です。

しかし、生後６カ月を過ぎた頃からこうした母親由来の免疫が薄れていくため、突発性発疹などの感染症にかかる子が徐々に増えていきます。子どもの自然免疫が育ち始めるのは１歳過ぎといわれ、０歳６カ月過ぎから１歳半頃までが最も感染症に弱い時期といえます。親の育児休業が明けて０歳後半から１歳代で保育所に通い始めると、たくさんの感染症にかかるようになります。共働きの保護者にとっては最も大変な時期ですが、子どもは風邪などの感染症にかかりながら、自然免疫・獲得免疫を育てている段階にあります。

さまざまな病原体に触れ、子どもの自己免疫力は育つ

子どもの免疫細胞や免疫に関わる組織も、大人とはさまざまな違いがあります。例えば、白血球の数自体は大人より子どものほうが多く、幼い子どもほど多いことが知られています。白血球の種類でも大人は好中球などの顆粒球が最も多いのですが、子どもはリンパ球が多いという違いがあります。

また子どもの胸の中央の骨（胸骨）の裏には「胸腺」という小さい組織があります。胸腺には未熟なリンパ球（T細胞）が正常な働きをするように訓練する働きがあります。この胸腺は幼児期に活発に活動を始め、思春期に最も大きくなります。それ以降はだんだんと脂肪組織に置き換わり、大人ではほとんどなくなってしまいます。

ほかにも、子どもはのどの扁桃腺《へんとう》をよく腫らします。一般に扁桃腺と呼ばれる組織は正確には口蓋扁桃といいます。このほかにも鼻の奥には咽頭扁桃（アデノイド）、のどの付け根には舌扁桃など、鼻からのどにかけてぐるりと輪をつくるようにいくつ

もの扁桃腺が存在しています。この扁桃腺には白血球が常駐していて、鼻や口から入ってくるウイルスなどの病原体をキャッチして、すみやかに殺菌します。鼻やのどという最も大きな病原体の侵入口に関所のように扁桃腺をおいて、その先に侵入させないように守っているわけです。

この扁桃腺（口蓋扁桃とアデノイド）も年齢によって大きさが変化します。幼児期から小学校の低学年くらいが大きさのピークで、免疫機能が発達するにつれて小さくしぼんでいきます。つまり胸腺や扁桃腺は、保育所や幼稚園、学校などの集団生活を経験する時期に活発に活動し、子どもの発達途上の免疫の働きを補強してくれているわけです。

言い換えれば、子どものときに風邪や感染症にまったくかからないでいると、免疫細胞の訓練もできないということです。むしろ何度も風邪をひいて回復するという経験を繰り返しながら、徐々に強い体がつくられていきます。保育所などの集団生活に入った子どもも、最初の1～2年は本当によく風邪をひいたり熱を出したりします。しかし、その後も集団生活を続けていると、風邪をひく回数が目に見えて少なくなります。これが、子どもの免疫力が育ってきた証拠なのです。

免疫の働きと関わりが深いアレルギー性疾患

子どもをもつ保護者にとって、アレルギーは風邪などの感染症とともに身近な病気であり、発症・悪化を予防したいと思っている家庭も多いはずです。私のクリニックでも、皮膚に湿疹が出ると「アトピーなのでは」、咳やゼエゼエという喘鳴《ぜんめい》が続くと「気管支喘息かもしれない」と心配する保護者は少なくありません。

アレルギーは免疫の働きが〝誤作動〟を起こすことで発症します。卵や牛乳、小麦などの食物や花粉、ダニ、カビ、ほこり（ハウスダスト）など、本来は人体に無害なはずのものがアレルゲン（抗原）と認識され、その物質に特有の抗体、ＩｇＥ抗体が作られます。このＩｇＥ抗体は血液中や皮膚、腸などにいるマスト細胞の表面に結合し、次の抗原の侵入に備えてスタンバイした状態になります（これを感作といいます）。その後に再びアレルゲンが入ってくると、マスト細胞がアレルギーを起こすヒスタミンやロイコトリエンなどの物質を放出し、それによって皮膚や気道などの粘膜、消化

アレルギー発症の仕組み

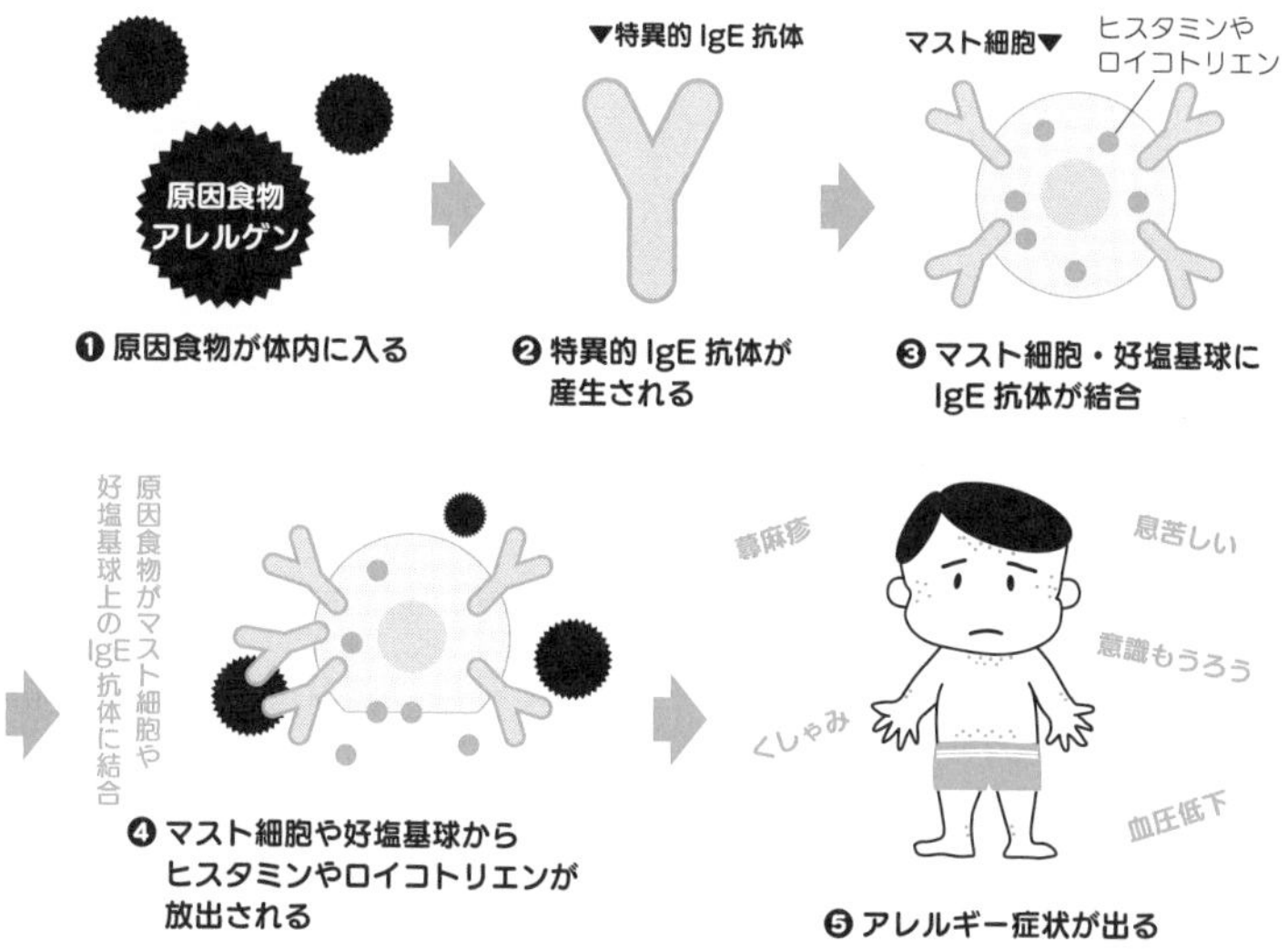
原因食物
アレルゲン
❶ 原因食物が体内に入る
▼特異的 IgE 抗体
❷ 特異的 IgE 抗体が産生される
マスト細胞▼
ヒスタミンや
ロイコトリエン
❸ マスト細胞・好塩基球に IgE 抗体が結合
原因食物がマスト細胞や好塩基球上の IgE 抗体に結合
❹ マスト細胞や好塩基球からヒスタミンやロイコトリエンが放出される
蕁麻疹
息苦しい
意識もうろう
くしゃみ
血圧低下
❺ アレルギー症状が出る

ニッポンハム食の未来財団ＨＰ「食物アレルギー発症のメカニズムと診断」を基に作成

器などにさまざまなアレルギー症状を引き起こすのです。

アレルギー性疾患には食物アレルギー、アトピー性皮膚炎、アレルギー性鼻炎、アレルギー性結膜炎、気管支喘息など、多様な種類があります。なかには複数のアレルギー性疾患をもつ人もいますし、幼い子どもの場合、乳児期のアトピー性皮膚炎から始まり、成長とともに気管支喘息、食物アレルギー、アレルギー性鼻炎など、次々とアレルギー症状が出現してくる「アレルギー・マーチ」につながることもあります。なぜ免疫の誤作動によってこのようなアレルギー性疾患が起こるのか、詳しいメカニズムはまだよく分かっていません。

実は、免疫の誤作動はアレルギー以外にも起こることがあります。新型コロナウイルスやインフルエンザなどの感染症でも、ときに免疫細胞が暴走してしまい、サイトカインストームと呼ばれる激しい炎症反応が起きて重症化することがあります。また子どもの頃に発症することが多いI型糖尿病や、関節リウマチなどは、免疫細胞が自己の健康な細胞を誤って攻撃してしまうことで起こる自己免疫疾患です。

免疫学の世界では、こうした免疫の誤作動には、白血球のリンパ球と顆粒球（好中球）のバランスが関係するのではないかという説があります。成人の白血球の平均的な割合は顆粒球（好中球）が約60%、リンパ球が約35%、マクロファージなどの単球が5%程度です。この割合が大きく崩れたとき問題が出てくるのではないかといわれています。

例えば、感染症にかかるなどして病原体が体内に侵入すると、リンパ球と顆粒球の割合は大きく変わります。顆粒球（好中球）は強力な殺菌力をもちますが、増え過ぎるとリンパ球の働きを抑える作用があり、好中球÷リンパ球の比率が3を超えるようになるとウイルスに対する抵抗力が下がり、重症化しやすくなるといわれています。

また、なんらかの理由でリンパ球の割合が多くなると、アトピー性皮膚炎や気管支喘息などのアレルギー性疾患を起こしやすくなるとの指摘もあります。一般に子どもの白血球の比率は大人に比べてリンパ球が多いですから、子どもにアレルギー性疾患が起きやすいこととつじつまが合います。

このほか腸内細菌と免疫の関係についても研究が進んでいます。免疫細胞の約7割は腸に集まっています。子どもの頃に土や家畜、動物などにたくさん触れているとさまざまな菌が体内に入り、バランスのいい腸内細菌叢を作ります。この腸内細菌叢が腸にいる免疫細胞を正しく訓練してくれ、アレルギーなどを起こしにくくなると考えられています。

わが国の研究でも、子どもが2歳になるまでに抗生物質（抗菌薬）を使用したことがあると5歳時点の気管支喘息、アトピー性皮膚炎、アレルギー性鼻炎といったアレルギー性疾患のリスクが高まることが確認されています（成育医療研究センター）。これは私の推測に過ぎませんが、抗菌薬の使用により腸内の良い菌もダメージを受け、腸内細菌叢が乱れた結果、アレルギーのリスクが上昇したと考えることもできます。

睡眠不足や不規則な生活、ストレスは免疫の敵

このほかにも免疫細胞の働きは、さまざまな要因に左右されます。例えば、体温もその一つです。マクロファージなどの自然免疫の細胞は体温が36・5℃以上になると、活発に働くことが分かっています。最近は子どもでも体を動かして遊ぶ機会が減っていますし、睡眠・食事といった生活の乱れなどから、普段の体温が36℃未満という低体温傾向の子どもが増えています。体温が低いと免疫細胞の働きも悪くなり、感染症などにかかりやすい状態を招いてしまうのです。

また、私たちの免疫は自律神経にも大きな影響を受けます。自律神経というのは体温や呼吸、血液循環、消化など、私たちの命を維持するための基本的な機能を自動的に（自律的に）調整している神経です。自律神経には交感神経と副交感神経という2種類があります。交感神経は心身を活動・緊張モードにさせる働きがあり、副交感神経には反対に心身を休息・リラックスモードにする作用があります。

自律神経の働きは一日のなかでも変動します。通常、日中は仕事や学校などで活発に活動できるように交感神経が優位になり、夜間やリラックスしているときは副交感神経が優位になります。この自律神経のバランスにより、免疫細胞の働きも変わります。日中の交感神経が優位なときは、体内では顆粒球の比率が高まります。これは活動中のケガなどによる細菌感染のリスクに備え、殺菌力の高い顆粒球を増やしていると考えられます。

一方、夜間やリラックスしているときは顆粒球が少なくなり、リンパ球の比率が高まります。これは、夜間は活動中のケガより、ウイルス感染のリスクのほうが高くなるため、ウイルスを効果的に排除するリンパ球を増やしていると推測されます。

このように一日のリズムが安定していると免疫の働きは正常に保たれますが、睡眠不足や不規則な生活が続くと、夜間でも交感神経優位の状態が続いてしまいます。そうすると顆粒球が増えてリンパ球の働きが落ち、感染症などにかかりやすい状態になってしまいます。また強いストレスがかかったときに分泌されるコルチゾールというホルモンには、免疫細胞の働きを抑制する作用があります。さらにストレスが高いと、病原体の活動を抑える抗体（免疫グロブリン）の産生が少なくなり、免疫力が低下することも知られています。子どもの免疫力を考えるのであれば、まず自律神経の働きを乱さないように規則正しく生活をすることが大切なのです。

熱などの風邪症状は、体がウイルスと闘っている証拠

風邪などの感染症による症状はすべて免疫の働きによるものです。ウイルスなどの病原体を体内から排除するためにさまざまな防御を発動させているのです。風邪でよく起こる症状を免疫の仕組みから解説すると次のようになります。

・発熱……体温を上げて免疫細胞を活性化。ウイルスの増殖も抑える

ウイルスは鼻などの粘膜の細胞から体内に侵入します。細胞に入りこむとウイルスは酵素を使い、どんどん増えていきます。このとき体は自分を守るために熱を出します。体温を上げることで免疫細胞を活性化させ、ウイルスへの抵抗力を高めるのが目

的です。

さらに熱が高くなると、ウイルスが増殖するときに使う酵素の働きを抑えることができます。ウイルスの酵素は通常の体温37℃くらいでいちばんよく働いて、39℃になるとほとんど働きを失ってしまいます。たんぱく質である卵の白身は、熱を加えると色も形もまったく変性してしまいます。ウイルスの酵素も卵と同じようにたんぱく質からできているので熱に弱いのです。こうして発熱で酵素が働かないようにしてウイルスの増殖を抑え、体内から排除しているのです。

・咳……のどや気道の分泌物を押し出すための反射

ウイルスが喉頭（のど）や気道に入ると咳の症状が出ます。ウイルスが鼻腔や口腔、咽頭にとどまっていれば鼻やのどの症状が現れますが、咳は出ません。

風邪の初期には咳はだいたい軽度です。風邪が長引くと次第に気道にネバネバした分泌物が増えてきます。これは壊れた粘膜細胞を白血球が食べて、粘液を増やすような物質を出すからです。幼い子どもの場合、ゼエゼエした喘鳴が続くこともあります。こうした分泌物が気道の咳中枢を刺激し咳を起こします。分泌物のネバネバが強くなるほど除去するのに強い力が必要になるため、咳も強くなります。そのため、風邪の後半には咳が強くなることがあります。

子どもの風邪症状のなかで咳が最も長引きやすく、数週間から1カ月くらい続くことも多々あります。保育所などに通っていると風邪のシーズンはずっと咳をしていることもよくあります。風邪を引き起こすウイルスは何百種類もあるので、何度も感染を繰り返しているのだと思われます。

・鼻水、鼻づまり……ウイルスを洗い流す鼻水、ウイルスの侵入を止める鼻づまり

鼻粘膜にウイルスが感染すると、鼻粘膜の細胞が協調してできるだけ奥にウイルスを入れないようにするために粘膜が腫れます。これが鼻づまりです。

また鼻粘膜の細胞の中でウイルスが増殖すると細胞が壊れ、ウイルスがまわりへたくさん放出されます。放っておくと、さらに次から次へとほかの細胞に感染してしまいます。できるだけウイルスを体の外に出すために、鼻汁を多く分泌して洗い流しているのです。これが鼻水です。風邪の当初はサラサラした水のような鼻水がたくさん出ますが、風邪が長引くと次第にネバネバした黄色っぽい鼻水に変わっています。それは粘膜細胞の破片を白血球が食べ、膿となって排出されているからです。

・嘔吐、下痢……胃腸の中のものを外に出すことで、ウイルスを排除

鼻〜のどの上気道の構造図

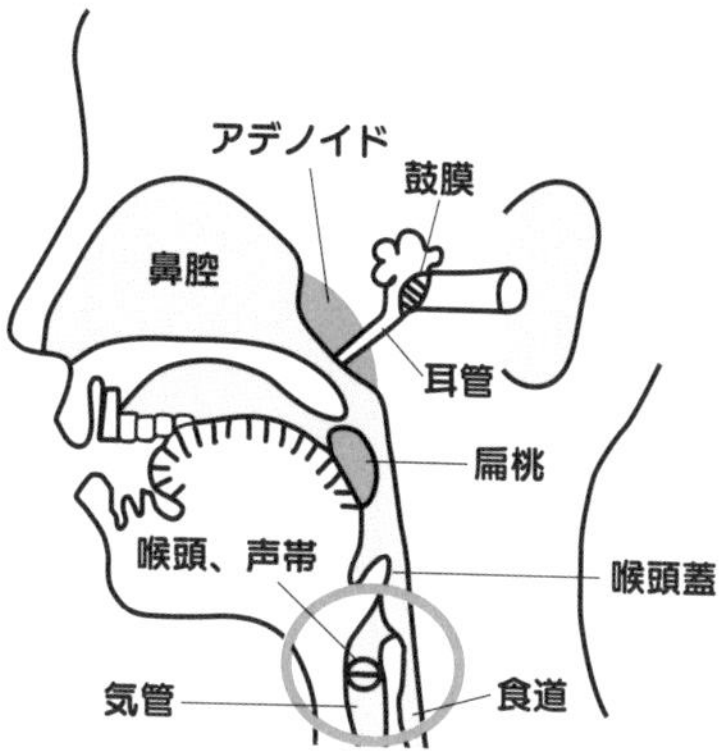

出典：日本外来小児科学会編著
「ママ＆パパにつたえたい　子どもの病気ホームケアガイド第5版」

子どもが風邪をひいたときは、嘔吐や下痢が見られることがよくあります。ウイルスが鼻やのど、気道ではなく、胃腸（消化管）に入ってくることもあります。胃や腸の粘膜にウイルスが感染すると嘔吐や下痢を起こし、そうすることでウイルスを体外に出そうとしているわけです。いわゆるおなかの風邪、感染性胃腸炎などはこのタイプの風邪です。またネバネバした分泌物がのどを刺激して嘔吐反射を起こすことがあります。これもウイルスを排除するための反応です。ウイルスが減ってくればこうした症状も自然に治まります。食事や水分も摂れないような激しい嘔吐・下痢でない限り、ほとんどは経過を見るだけで回復していきます。

このように発熱や咳、鼻水・鼻づまり、嘔吐・下痢などの症状は、体がウイルスを退治している証拠です。実は熱、咳、鼻水などはただ不快なものというわけではなく、私たちの体の味方といえるのです。

水分や睡眠が摂れれば、基本的に薬は不要

子どもが発熱して真っ赤な顔をしていたり、咳や鼻水で苦しそうにしていたりすると「少しでもラクにしてあげたい」と思ってしまうものです。その気持ちは理解できますが、子どもの風邪には基本的に薬は不要です。

風邪を直接治療する薬は現在のところありません。解熱剤や咳止めなどの対症療法の薬はありますが、無理に使うとウイルスを排除する免疫の働きを抑えてしまい、かえって治りが悪くなることがあります。子どもがかかるほとんどの風邪は薬で治すも

のではなく、十分に休息と水分・栄養補給があれば数日から1週間程度で自然に回復していくものなのです。

私のクリニックでは、そのことを十分に説明したうえで、発熱や咳で夜も眠れないようなときには漢方薬を処方することもあります。漢方薬は古代中国で成立し、日本には飛鳥時代に伝わり、日本人に合うように改善され発展してきました。患者の訴えや体の状態をよく観察し、体の自然治癒力が最大限に発揮されるように使用するのが特徴です。一般に漢方薬は慢性病に効くというイメージが先行しがちですが、時には西洋薬よりも迅速に効果が得られるものもあります。例えば、喘息・アトピー性皮膚炎・便秘だけでなく、風邪やインフルエンザなどの急性疾患にも効きます。しかも、子どもは大人と比べて漢方薬の副作用が出にくく、また適切な治療であれば、効果がはっきりと現れやすいという特徴もあります（もちろん副作用がゼロというわけではありません）。風邪でも薬が必要というときは、子どもの体格や状態をよく観察し、症状に合わせて麻黄湯《まおうとう》、小柴胡湯《しょうさいことう》、柴胡桂枝湯《さいこけいしとう》、小青竜湯《しょうせいりゅうとう》、葛根湯加川芎辛夷《かっこんとうかせんきゅうしんい》などの漢方薬のエキス顆粒（保険診療）を処方することもあります。

ホームケアの基本

風邪のときのホームケアでは安静が最も大切です。熱があるとき、眠れないくらい咳をしているとき、食欲が落ちているときは保育所や幼稚園はお休みしてゆっくり家庭で休息をとらなければいけません。熱の割に元気があり、じっと横になっていられないときは屋内で静かに遊んでいてもかまいません。

また、風邪をひいたときは、体のエネルギー源になるでんぷん（炭水化物）を摂ると良いです。離乳食や幼児食の子どもは消化の良いおかゆやうどんなどが良いと思います。のどの痛みが強いときは、ヨーグルトやゼリーなど食べられるものでかまいません。母乳やミルクを飲んでいる子は母乳・ミルクを少しずつ、回数を多めにして飲ませます。

さらに、熱が高いときや嘔吐・下痢があるときは体の水分を失いやすくなり、脱水のリスクがあります。水分は母乳やミルク、そのほか飲み慣れたものでかまいませんが、できれば白湯やお茶よりもジュースやスポーツ飲料、経口補水液などのイオン飲料（塩分や糖分を含む水）のほうが好ましいです。

子どもの負担が減るように体温調節することも大切です。熱の上がり際でブルブルと震えているときは衣類や寝具を多めにして体をしっかり温めます。そして、熱が上がりきって汗をかくようになったら、薄着にして涼しく過ごしやすい状態にします。子どもが気持ちよさそうなら、保冷枕・保冷剤などで後頭部や首、鼠径《そけい》部（足の付け根）、わきの下などを冷やしてもかまいません（これをクーリングといいます）。クーリングは脳症などの感染症の合併症の予防にもなります。

また、咳や鼻水・鼻づまりは空気が乾いているときはひどくなります。湿度を保つことは気道を守ることにつながるため、もし家庭にあれば加湿器を使用して湿度管理を行うとよいと思います。加湿器がないときは、マスクを着用するだけでも加湿効果が得られます。また濡れたバスタオル等を部屋に干すだけでも湿度が上がります。

鼻水がたくさん出て呼吸が苦しそうなときは吸引器で取り除いてあげるとよいです。吸引器は薬局で売っています。鼻をタオルで温めても鼻づまりは改善しますし、生理食塩水で鼻うがいをすると鼻づまりへの改善効果が期待できます。もし痰のからむ咳が続くときは、ハチミツを温かいお湯に溶いて飲ませるとラクになることがあります(1歳未満の乳児には絶対に与えないようにしてください)。

昔は、風邪のときは入浴をしないようにいわれることが多かったと思います。しかし、高い熱、食事が摂取できない、ひどく消耗しているといった場合でなければ、入浴はしても大丈夫です。短時間でさっと入浴し、すぐに体や髪を乾かして保温に努めることが大切です。

嘔吐・下痢がある場合は、脱水を防ぐことを第一に考えなければなりません。口の中が嘔吐物などで汚れているとさらに嘔吐反射を呼んでしまうので、うがいができる子はうがいをさせ、できない子はガーゼなどで口の中をさっぱりさせます。嘔吐が治まってきたら、少しずつ回数を多めに水分摂取をさせます。また下痢を繰り返すときはお尻の皮膚が炎症を起こしやすいので、やさしく拭き取るかぬるま湯で汚れを洗います。

なお、軽症〜中等症の嘔吐下痢症の子どもの場合、経口補液療法(ORT)を行います。私のクリニックではORTについてまず家族に説明し、クリニック内あるいは帰宅後に次の手順で行ってもらいます。

(1)脱水症に適した糖分、電解質を含んだ経口補液を用います。症状によっては

ＯＲＴ開始30分ほど前に吐き気止めの座薬や内服薬を使うこともあります。

（2）1回の摂取量はスプーンやスポイトを用いて5〜10㎖のごく少量から開始します。

（3）5〜10分ごとに摂取を繰り返し、1時間後からは摂取間隔を15分程度に延長し1回摂取量を20〜30㎖に増やし、2時間程度で合計200㎖の飲用を目標とします。

（4）もしごく少量でも嘔吐がある場合は15〜30分の間隔をおいて再チャレンジします。3時間以上嘔吐がなく、順調に水分摂取が可能な場合は、胃腸に優しい食べ物（例：おかゆや白身魚など）を摂るようにします。

ちなみに、子どもの一日に必要な最低水分量は、体重1㎏当たりおおよそ50㎖です（例：10㎏の子どもの場合は一日に最低500㎖の水分摂取が必要）。また受診時にすでに重症化していたり合併症を伴ったりしている場合はＯＲＴを行わず、最初から点滴療法を選択する場合もあります。

こんなときは、かかりつけの小児科医に連絡

子どもが風邪をひいたとき、ほとんどの場合は家で休んでいれば回復します。ただしまれに重症化してしまうケースもありますし、当初は風邪症状のように見えて別の疾患があることもあります。保護者は十分に回復するまで子どもの様子をしっかり観察してほしいと思います。子どもに気になる症状や変化があったときは小児科を受診することが大切です。

生後6カ月頃までの赤ちゃんは母親からもらった免疫物質に守られています。そのため感染症にはかかりにくいといわれていますが、最近では親の産後休暇明けに保育所に入る子どもが多くなり、0歳前半での発熱も増えています。発熱のほとんどは風邪によるものですが、子どもが幼いほど免疫の働きも未熟なため油断は禁物です。特に3カ月未満の子どもが発熱した場合、尿路感染症や肺炎などの細菌感染が起きている可能性があります。

風邪の場合は発熱があっても数日もすれば自然に熱が下がり始めます。3～4日様子を見ても熱が下がらない、あるいは一度熱が下がったのにまた上がってきたという場合、ウイルス性の風邪から始まり、体力・免疫力が落ちたところに肺炎を併発しているようなケースも考えられます。また風邪症状に見えても、熱や咳で夜も眠れない、食事や水分がまったく受け付けないというときも同様です。夜に眠れなければ体力をどんどん消耗してしまいますし、水分も摂れなければ脱水が進んでしまい危険な状態を招きます。

子どもに発熱があり、機嫌が悪くなかなか泣きやまない、急に吐いて食事や水分を摂れない、ぐったりとしている、意識がもうろうとしているなどの症状があるときは急いで小児科へ連絡しなければなりません。細菌感染による肺炎や敗血症、細菌性髄膜炎などの可能性があり、ひどくなると命に関わることもあります。こうした重篤な感染症が起きたときは多くの場合、入院治療が必要になります。怖い肺炎や髄膜炎を防ぐためには定められた時期に予防接種をきちんと受けておくことが大切です。

また、熱性けいれんは日本人の7～8人に1人くらいの割合で発生します。いわゆる熱によるひきつけで決して珍しいものではありません。0歳6カ月～5歳頃の子どもに多く、何回も繰り返す子もいますが、成長に伴い6歳前後になるとほとんど起きなくなります。熱性けいれんの症状は、発熱時に突然声かけに反応しなくなり白目をむき、みるみる顔面が青白くなり（チアノーゼ）、ガタガタと震えます。保護者はこのまま死んでしまうのではないかと不安になりますが、たいていは数分で治まります。慌てずに衣服を緩め、楽な姿勢にします。昔は舌をかまないように割りばしやタオルを口の中に入れるようにいわれましたが、窒息の危険があるので避けるべきです。嘔吐しそうなときは、吐物でのどを詰まらせないように顔を横に向けます。

てんかんは熱がないのにひきつけたり、ボーッとしたり、意識がおかしくなったりする脳の病気です。熱性けいれんと同じように多くは短時間で治まりますが、初めててんかん発作が起きたときは、保護者は子どもの様子や状況などをメモしておき、小児科を受診し、症状や脳波検査等でてんかんの有無の診断をしてもらうようにします。小児のてんかんは寛解（治療をしなくても落ち着いている状態）することが多いものです。まずは慌てずに何事も小児科医に相談することが第一歩となります。

子どものアレルギーの予防と治療

子どものアトピー性皮膚炎や気管支喘息などは、成長とともに改善することも多いものです。また食物アレルギーでも多くの食品は成長とともに食べられるようになりますし、アナフィラキシーで命に関わるような事例は実際にはほとんどありません。すでにアレルギー症状があってもあまり心配し過ぎず、小児科医と相談しながら、日々のケアを続けることが大切です。

特に乳児湿疹の大部分は1歳までに軽快しますから、成人のアトピーとは異なります。湿疹がひどくても、本当のアトピー性皮膚炎かどうかは1～2歳までの経過を見ないと判断できません。湿疹の一番の原因は「体質的に皮膚が弱いこと」です。皮膚のバリア機能が弱いとすぐにジュクジュクしたり、乾燥したりします。また、ちょっとした刺激で蕁麻疹が出やすいのが特徴です。

アトピー性皮膚炎の予防・治療の基本は、ワセリンや保湿剤で保湿をして皮膚のバリア機構を正常化させるようにすることです。ワセリンのおもな成分は油ですので、皮膚から水分が出ていくのを防ぎ、外部からの刺激も抑えてくれます。新生児のときから保湿剤を塗布することでアトピー性皮膚炎の発症リスクが3割下がるという報告もあります（国立成育医療研究センター）。

かゆみの強い湿疹があるときはステロイド外用薬を塗布します。ステロイド外用薬は上手に使うと効果抜群ですので医師や薬剤師の指示に従い、正しく使用することが大切になります。かゆみが強く、外用薬でかゆみのコントロールが難しい場合は、抗アレルギー薬や漢方薬での治療を試みることもあります。

また、食物アレルギーの原因となりやすい食品は卵・ミルク（牛乳・粉ミルク）・小麦・木の実類です。乳児の食物アレルギーの約90％はこの4種類の食物が原因です。大きくなるとほかの食品のアレルギーが出てくることがあります（果物、ナッツ、ソバ、魚介など）。

子どもが食物アレルギーと診断され、医師の指示があったときには原因の食物を除去することがあります。しかし、食物アレルギーを治すためには時期を見て徐々に食べさせることも大切です。適切な時期に食べることで、その食物への免疫の耐性ができるため、子どもの食物アレルギーの大半は治っていきます。

両親が食物アレルギーをもっていて乳児湿疹が強い赤ちゃんでは、アレルギーの原因になりやすい食品（卵、ミルク、小麦、木の実類）を最初に与えるときは注意が必要です。耳かき1杯程度のごく少量から開始し、血液検査で強いアレルギー反応が出ているときは、安全のために負荷試験をしながら離乳食を進めていくとよいと思います。

子どもに湿疹や蕁麻疹が出たからといって、むやみに食事制限をする必要はありません。食物アレルギーが蕁麻疹の原因になることはありますが、それは全体の数％以下といわれています。また血液検査で多少の反応があっても、ほとんどの食品は食べさせることができます。自己判断で特定の食品を避けていると、免疫の訓練ができずにむしろ食物アレルギーを増悪させる恐れもあるので注意が必要です。

また皮膚が荒れてバリア機能が落ちていると、皮膚から食品の成分が体内に入る「皮膚感作」を起こしやすくなります。皮膚を保湿しバリア機能を健康に保つことは、食物アレルギーの予防にもなるといわれています。

子どもの気管支喘息（小児喘息）は3歳頃までに発症します。その6～7割は15歳頃までに治りますが、3～4割が大人になるまで続くとされています。小児喘息と診断されると、吸入ステロイドや気管支拡張薬などを使って喘息発作を抑える治療をしていきます。最近では喘息の良い薬が開発され、症状をコントロールしやすくなっています。ただし、発作がしばらく起きないときに「治った」と思って勝手に薬をやめてしまうと、残っていた気管支の炎症が再燃して発作が再発します。これを繰り返していると気道の炎症が治まりにくくなり、喘息も次第に重症化してしまいます。医師の指示に従って薬を正しく使用することが治療の基本になります。

また子どもによって喘息発作の誘因になるものがあります。ダニやハウスダストのほか、風邪などの感染症、冷たい空気、ランニングなどの運動、煙やにおい、睡眠不足、ストレスなどさまざまです。その子の喘息発作の誘因やタイミングを知り、生活のなかでなるべくそれらを避けるようにするのも有効です。なお喘息があるからといって、普段から安静に過ごす必要はありません。薬でコントロールができていれば喘息のない子と同じように運動やスポーツ、遊びを楽しむことができます。

子どもに多い感染症の基礎知識

子どもが生活のなかでよく経験する身近な感染症は数多くありますが、感染経路やよくある症状、治癒までの経過、家庭での看護の注意点などは少しずつ異なります。それぞれの感染症の特徴を知っておき、重症化の予防や早い回復につながるように家庭でケアをしてもらえればと思います。また、ここ数年は典型的でない症例も多いため注意が必要です。

①新型コロナウイルス

［特徴］風邪の原因であるコロナウイルスが変異した、新型コロナウイルスによる感染症。当初はウイルスが肺で増殖し、短期間で重い肺炎を起こす病原性の高いウイルスでしたが、ウイルス株の変異が繰り返され、最近では通常の上気道の風邪に近い症状が多くなっています（２０２４年１月現在）。咳やくしゃみなどの飛沫感染、手を介

する接触感染、ウイルスを含む細かな粒子によるエアロゾル感染が知られています。

［おもな症状］ 2～4日ほどの潜伏期間のあと、発熱、のどの痛み、咳、鼻水・鼻づまり、関節痛、倦怠感などが生じます。免疫力が低下した高齢者や基礎疾患をもつ人では重症化する例があります。子どもは軽症で済むことが多いといわれています。

［治療・予防］ ワクチンでの予防が可能（子どもの接種対象は5～11歳）。小児においては多くの場合、軽症であり対症療法以外の治療が必要となることは極めてまれです。2歳未満では入院例、基礎疾患を有する場合は重症化することもあるため注意が必要です。治療では抗炎症薬、抗ウイルス薬、中和抗体薬があります。重症化リスクのない軽症～中等症の人が使える抗ウイルス薬の飲み薬も登場しています。

② インフルエンザ

［特徴］ インフルエンザウイルスによる感染症。ウイルスにはA型、B型、C型があり、毎年各地で流行する季節性インフルエンザはA型またはB型。特にA型は亜型が多く、突然変異による新しい亜型が数年から数十年ごとに大流行を見せます。C型は幼児に感染することがありますが、一度感染すると免疫がつくため、ほぼ一生かか

らないともいわれており、大人はほぼ抗体をもっています。飛沫感染や接触感染が中心です。

［おもな症状］1～4日の潜伏期間のあと、急な高熱（38℃以上）、頭痛、関節痛、全身倦怠感が現れ、続いて咳、鼻水、のどの痛み、下痢・嘔吐などの風邪症状が起こります。風邪に比べて症状が激しいのが特徴です。子ども（幼児～中高生）ではまれにインフルエンザによる急性脳症を起こすことがあり、幻覚を見て暴れたり意識を失ったりすることもあるため、子どもの様子を注意深く見守る必要があります。

［治療・予防］流行期(例年は12月～翌年3月頃)に入る少し前までにワクチンを打つと重症化を予防できます。治療は抗ウイルス薬を使用します。家庭で使えるのは飲み薬のタミフル、ゾフルーザ、吸入薬のリレンザ、イナビルがあります。学校保健法により、発症後5日かつ、解熱後2日(幼児は3日)が経過すれば登校登園が可能です。

③咽頭結膜熱（プール熱）

［特徴］アデノウイルスによる感染症です。通常は夏に流行する夏風邪の一種ですが、近年は夏以外にも流行が見られることがあります。飛沫感染や接触感染により、感

染します。

［おもな症状］潜伏期間は5～7日程度。高熱（38～39℃）とのどの痛み、目が赤くなったり目ヤニが増えたりするなどの結膜炎の症状が現れるのが特徴です。その後にリンパ節の腫れ、頭痛、腹痛、下痢などが起こることもあります。咽頭結膜熱では高熱が比較的長く（5日前後）続くことがあります。

［治療・予防］アデノウイルスに対する薬やワクチンはなく、特別な治療法はありませんが、家庭で休養していれば自然に回復します。感染力が強いのでホームケアでも感染者とのタオルの共用などは避け、おむつ等の世話をしたあとは手をよく洗うようにします。吐き気や頭痛が強いとき、咳が激しいときは医療機関を受診することが大切です。学校保健法により、主要症状が消失したあと2日が経過するまで出席停止になります。

④ RSウイルス感染症

［特徴］RSウイルスによる感染症です。このウイルスは広く世界に分布していて、子どもは生後1歳までに約半数が、2歳までにほぼ100％が感染するとされてい

ます。おもに飛沫感染や接触感染で広がり、かつては冬に流行のピークがありましたが、最近では夏や秋にも流行を見せています。

［おもな症状］4～6日ほどの潜伏期間を経て、発熱や咳、鼻水などの風邪症状が見られます。多くの子どもは軽症で済みますが、乳児が初めて感染するとその3割ほどで咳が悪化し喘鳴、強い咳、呼吸困難などが出現し、肺炎や細気管支炎に進展することがあります。特に0歳6カ月未満での感染が多く、低出生体重児で生まれた子どもや、心臓や呼吸器の基礎疾患がある子どもは重症化リスクが高くなります。

［治療・予防］特別な治療法はなく、呼吸困難があるときは気管支拡張薬を使うなど、つらい症状を和らげる対症療法になります（60歳以上を対象としたワクチンはあります）。感染していても機嫌がよく、つらそうでなければ家庭で様子を見ていてかまいません。呼吸が苦しそう、顔色が悪い、食事や水分摂取ができないときは小児科を受診するようにします。

⑤ 手足口病

［特徴］コクサッキーA群ウイルス、エンテロウイルスがおもな原因になる感染症です。

例年だと夏に流行が見られる夏風邪の一種で、5歳未満の子どもに多く発症します。咳やくしゃみによる飛沫感染や、水疱の内容物や便に排出されたウイルスが手を介してうつる接触感染が中心です。

［おもな症状］潜伏期間は3〜5日。手のひら、足の裏や甲、口の中に2〜3ミリの水疱性の発疹が現れます。発熱が見られることもありますが、熱はあまり高くなりません。多くの場合は軽症で済みますし、発疹も3〜7日ほどでなくなります。

［治療・予防］特別な治療法やワクチンはありません。症状に応じた対症療法を行います。口の中の発疹が痛み、食事を摂りづらいときは薄味で口当たりの良いものを与え、水分補給を心がけます。頭痛や嘔吐、発熱が続くときは小児科で相談します。また発疹が消えたあとも3〜4週間は便にウイルスが排出されます。おむつ交換やトイレのあと、食事前には手洗いを徹底するようにし、タオルの共有も避けたほうが安心です。

⑥ヘルパンギーナ

［特徴］コクサッキーA群ウイルスによる感染症です。例年は夏から秋にかけて流行

が見られる夏風邪の一つで、発症は5歳以下の乳幼児に多く、1~3歳代が大半を占めます。感染経路は飛沫感染と接触感染が中心です。

［おもな症状］2~4日の潜伏期間を経て、突然高熱（38~40℃）が出て、のどが赤く腫れます。口の中からのどにかけて1~2㎜の水疱ができ、水疱が破れて潰瘍になると激しく痛みます。熱は2~4日ほどで下がりますが、高熱による熱性けいれんが起きることもあります。また口の中の水疱の痛みで食事や水分を摂れないときは脱水に注意します。

［治療・予防］特別な治療法やワクチンはなく、治療やホームケアは手足口病と同様です。のどの痛みが強いときは口当たりの良いものを摂らせ、少しずつ水分補給を続けます。回復後も便にしばらくウイルスが排出されるので、手洗いを忘れずにするようにします。

⑦ 溶連菌感染症

［特徴］A群β溶血性連鎖球菌（溶連菌）という細菌による感染症です。学童期の子どもに最も多く、真夏を除いて季節を問わず流行が見られます。飛沫感染や接触感

染により、学校内や家庭内で感染が広がることがあります。

［おもな症状］2～5日の潜伏期間のあと、突然の発熱とのどが赤く腫れて痛みます。口内や舌全体に赤い小さい発疹（苺舌）が見られることがあります。以前は全身に赤い発疹が広がる猩紅熱《しょうこう》に移行して肺炎や髄膜炎などの合併症を起こすことがありましたが、現在は抗生物質を適切に使用すれば、数日から1週間以内に改善します。

［治療・予防］抗生物質（抗菌薬）で治療をします。抗生物質を服用すると数日で症状は治まりますが、体の中にはしばらく菌が残るため、医師が指示した期間（5～10日）は薬を飲み続ける必要があります。

⑧ノロウイルス感染症

［特徴］ノロウイルスにはさまざまな型があり、保育所などで毎年流行が見られます。感染者の便や吐物から感染する場合と、カキなどの二枚貝を生食したときにウイルスを取り込み、感染（食中毒）を起こすことがあります。

［おもな症状］ノロウイルスに感染して1～2日で吐き気や嘔吐、下痢、腹痛などの症状が現れます。発熱することもありますが、熱が高くなることはありません。通

常は数日で症状は改善し、後遺症もありません。

［治療・予防］ワクチンや効果的な治療薬はありません。下痢止め薬を使うとウイルスの排出が遅くなり、回復が遅れることがあるので注意が必要です。嘔吐や下痢で脱水にならないように水分補給を心がけます。また便や吐物にはウイルスが含まれます。ノロウイルスは消毒用アルコールだけでは十分に除去できないため、汚れたものは次亜塩素酸ナトリウム（次亜塩素酸ナトリウムを含む塩素系漂白剤でも代用できます）に浸すか、加熱処理（85℃以上で1分以上加熱）をします。二枚貝を調理するときも十分に加熱し、まな板や包丁などの調理器具の衛生にも気をつけます。

予防接種は抗体を人工的に作り出し、発症・重症化を予防

子どもの免疫や感染症予防を考えるときに予防接種の話は避けて通れません。感染症のなかには子どもがかかると重症化するリスクが高く、時には命を奪ったり、重い

後遺症が出たりするものも少なくありません。そうした怖い感染症から子どもを守るためには、保護者が予防接種について正しい知識をもち、適切な時期に接種を受けていくことが大切です。

予防接種（ワクチン）とは、毒性を弱めた病原体や毒素を体内に入れ、免疫反応により人工的に抗体を作り、その病気の発症や重症化を予防するものです。ワクチンの種類にはおもに次の3つがあります。

・生ワクチン……生きている細菌やウイルスの病原性を弱めたもの
・不活性ワクチン……細菌やウイルスを殺し、その成分を原材料としたもの
・トキソイド……細菌が作る毒素だけを取り出し、毒性をなくしたもの

抗体を作る力は生ワクチンが最も強く、一生に1回の接種で予防効果が期待できるものもあります（ある程度間隔をあけて2回接種するものもある）。不活性化ワクチンやトキソイドは2〜4回の接種や、定期的な追加接種が必要になります。

日本のワクチンは「定期接種」と「任意接種」とに大きく分けられます。定期接種は予防接種法により接種が勧められているもので、A類疾病とB類疾病があります。A類疾病は重篤な疾患の予防、集団予防の観点から国が積極的に勧めているもので、

本人（保護者）に接種の努力義務があります。また、定められた期間内であれば公費で受けられます。Ｂ類疾病はおもに個人予防を目的とするもので、国の勧奨や努力義務はありません。また、対象となる人には公費の補助があります。そして定期接種以外のものが任意接種になります。接種費用は自費となり、費用は医療機関により異なります。

予防接種のあとには、副反応が起こることがあります。生ワクチンでは感染が起きたときに軽い症状が現れる「感染型」の副反応が知られています。接種部位の赤み、腫れ、硬結、接種後48時間以内の発熱、アナフィラキシーといった「免疫アレルギー型」はすべてのワクチンで起こり得ます。

副反応の大半は数日でよくなる軽い症状が中心です。副反応を恐れて予防接種を受けさせなければ、今度は感染症にかかったときに重症化するリスクが高まります。予防接種をしたときと、接種をせずに感染したときのメリット・デメリットを比較して、接種をするメリットが上回ると判断されたものが定期接種になっています。また予防接種は定期接種も含めて強制ではありません。定期接種もあくまで努力義務であり、各個人が納得して受けるものとされています。しかし予防接種には個人を守ることと同時に、みんなが受けることで集団予防が可能になるという公衆衛生上のメリットもあります。新型コロナウイルスでも集団免疫という言葉が注目されましたが、社会全体で免疫（抗体）をもつ人が多くなるほど感染拡大を阻止できるようになり、病原体の拡散を抑えることができるのです。

第4章

病気に負けない体を手に入れる

今日から実践できる自己免疫力を高める生活習慣

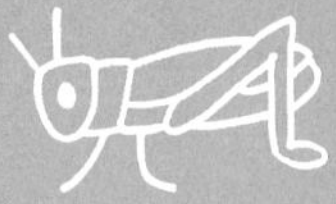

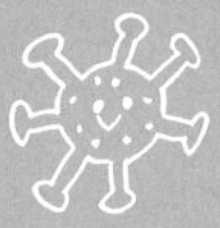

子どもの免疫力は、生活習慣で変わる

子どもに「病気に負けない強い子になってほしい」と思うのであれば、まずは生活習慣を整えてほしいと思います。生活習慣を整えるといっても特別に難しいことはありません。一言でいえば「朝は早起きをし、昼間に活発に遊んで、夜はぐっすり眠る」だけです。こういう生活ができていれば少々のトラブルがあっても子どもはすくすくと育っていきます。

ただし現代社会では、こうした正しい生活習慣を送るのが意外に難しくなっています。共働きで忙しい家庭では、保育所から帰るのが夜の6時を過ぎるという家庭もあります。そこから帰って夕飯を作って食べさせ、お風呂に入れて……とバタバタしているうちに、どうしても就寝が遅くなります。保護者も子どもがテレビや動画を見ている間に家事や用事を済ましてしまおうと考えると、ついつい夜ふかしを許してしまいがちになります。さらに休日にはテーマパークなどで一日めいっぱい遊んで、深夜に帰

宅するようなケースもあります。本来なら子どもは就寝しているはずの時間帯でも、ファミリーレストランや居酒屋に小さな子どもがいる光景も今では珍しくなくなっています。

こうした生活リズムの乱れや睡眠不足が続くと、子どもはてきめんに風邪などをひきやすくなります。また保育所や幼稚園に通っていても、生活習慣の乱れがあると朝から眠そうな様子で遊びも不活発になりやすく、食事も進みにくくなります。これでは免疫力だけでなく、子どもの体や脳の成長にとっても良いことはありません。集団生活に入ったばかりでもないのに、子どもが風邪をひきやすかったり、体調が不安定だったりするときは、日頃の家庭の生活習慣を見直してみることが大切です。

もちろん、それぞれの家庭の状況は異なるため、「すべてを完璧にしよう」と気負う必要はありませんが、たとえ一つでも二つでもできるところから取り入れて、子どもと一緒に楽しみながら習慣化してほしいと思います。

規則正しい生活が自律神経を整え、免疫を強化

強い子を育てる生活習慣の大前提となるのが、「規則正しい生活」です。規則正しい生活をより具体的にいえば、毎日の起床時間と就寝時間、そして一日3食の食事の時間帯がほぼ一定という生活を指します。

子どもの規則正しい生活を象徴する有名な言葉に「早寝早起き朝ごはん」があります。これは、子どもは毎日早寝早起きをして朝食をしっかり食べようという国民運動です。夜ふかしをすると朝起きるのも遅くなり、時間がなかったり食欲もわかなかったりして朝食を食べられない子どもが多くなります。こうした子どもの生活習慣の乱れが気力や体力、学習意欲を低下させる要因になることが、各種調査により明らかになってきました。そこで社会全体で子どもの健やかな生活習慣づくりを推進していこうということで2006年に始まったのがこの運動です。

2018年に文部科学省が小学6年生と中学3年生の子どもを対象に行った「全国

学力・学習状況調査」でも、朝食を毎日食べている子どものほうが、そうでない子に比べて学力調査の正答率が高いという結果が出ています。スポーツ庁の調査でも朝食を毎日食べる子ほど、体力合計点が高くなっています（「全国体力・運動能力、運動習慣等調査」2018年）。

また、学力や体力だけでなく免疫という点でも規則正しい生活は大切です。私たち人間の体には体内時計があり、約1日を周期とするリズムがあります（概日リズム、サーカディアンリズムともいいます）。これにより自律神経やホルモン分泌、免疫、代謝などのすべての生命活動が調節されています。朝には交感神経の働きが優位になり、体温や血圧が上がってその日の活動に備え、一日を終えた夜には副交感神経が優位になり、次第に血圧等が下がって眠くなる、このリズムをつくっているのが体内時計の働きです。

毎朝決まった時間に起き、朝食を食べるという規則正しい生活をしていると自律神経もバランスの良い状態が保たれ、免疫の働きがアップします。反対に夜ふかしをしたり朝食を抜いたりしていると次第に概日リズムが乱れ、自律神経のバランスも悪くなって免疫力が低下してしまうのです。

寝る前のスマートフォン、ブルーライトに注意

もし「早寝早起き朝ごはん」のリズムができていないなら、最初にすべきことは、ずばり早く寝ることです。寝るのが遅ければ当然、早起きするのは難しくなります。その家庭の生活状況にもよりますが、一応の目安としては幼児期から小学校低学年の頃までは、夜8〜9時には就寝できると理想的です。

早く寝るためには、そのための準備や環境づくりがカギになります。夕食は就寝の2時間前までには済ませたいところです。夕食後に入浴する場合は、熱いお風呂は交感神経を刺激し体を覚醒させてしまいます。就寝の1〜2時間前にぬるめのお湯につかってリラックスすると、入浴で上がった体温が下がる過程で入眠しやすくなります。

スムーズに寝付くためには「光」も重要な要素です。蛍光灯の明る過ぎる照明やタブレット・スマートフォンなどが発するブルーライトが目に入ると交感神経を興奮させ、寝付きを悪くすることが知られています。テレビやスマホは時間を決めて利用し、

就寝の数時間前にはオフにします。部屋の照明を暗めにしたり、昔の白熱灯のような温かい色の照明にしたりすると副交感神経が優位になり、体も眠りに入る準備ができます。

また「子どもは眠くなったら自然に寝るだろう」と子ども任せにするのもよくありません。親が起きて何かをしていれば、子どもはそれが気になって頑張って起きていようとします。少なくとも幼児期は、親が寝かしつけをする必要があります。しばらく添い寝をしたり、絵本を読んだりするのもいいですが、可能なら親も子どもと一緒に早寝してしまうのが一番です。

そのような環境づくりをしても、子どもが夜になかなか寝ないというときは、昼間の活動が不十分か、昼寝の時間・長さが合っていないことも考えられます。日中は活発に体を動かす遊びを増やし、昼寝は午後3時頃までには目覚めるように調節するとよいと思います。また体力があり、元気のあり余っている子（ADHD／注意欠如・多動症の傾向がある子どもなど）では寝付きが極端に悪いことがあります。生活習慣や環境に気をつけても、就寝がいつも夜中の0時とか1時頃まで遅くなるという場合は、かかりつけの小児科医に相談してみると良いです。私のクリニックでは、必要な判断・診断をしたうえで漢方薬やADHDの薬を処方することもあります。

睡眠不足は免疫の働きを弱らせる

早寝をするとともに、睡眠時間もたっぷり確保するようにしてほしいと思います。日本人は大人も世界的に見て睡眠時間が少ないといわれていますが、日本の子どもたちも睡眠時間が少ないことが明らかになっています。世界各国の0～3歳の子どもの一日の合計睡眠時間（夜の睡眠時間＋昼寝時間）を経済協力開発機構がまとめた2019年の調査によると、日本の子どもたちの合計睡眠時間は11・62時間で調査した17カ国中最下位でした。最も長いニュージーランドの13・13時間に比べると、1時間半も少ないことになります。

一般に0歳児の合計睡眠時間は12～15時間、1～2歳代で11～14時間くらいが適正といわれます。子どもの睡眠時間は個人差が大きいものですが、睡眠時間が少なめでも朝にすっきり起きられ、昼間の時間帯も活発に遊べるならば大きな問題はありません。

そもそも睡眠は子どもの体や脳の成長にとって不可欠なものです。睡眠中の、特に眠りが深いときには成長ホルモンが盛んに分泌されます。子どもの場合、骨や筋肉、各器官を大きく発達させる作用が目立ちますが、成長ホルモンの働きはそれだけではありません。思春期や成人期にもずっと成長ホルモンの分泌は続き、日中の活動やストレスで傷ついた細胞を修復し、免疫機能を促進する作用もあることが分かってきたのです。

朝の光を浴びて朝食を摂る

たっぷり眠ったあと、朝はできるだけ毎日決まった時間に起きることが大切です。特に朝に大事なのは起きたらまずカーテンを開け、朝の光を浴びることです。

実は、人間の体内時計は正確にいうと約25時間周期になっています。地球の一日である24時間とは少しずれがあり、体内時計だけに従っていると徐々にリズムが後ろにずれ、夜ふかし・朝寝坊へと傾いていってしまいます。この体内時計をリセットする

セロトニンとメラトニンの関係

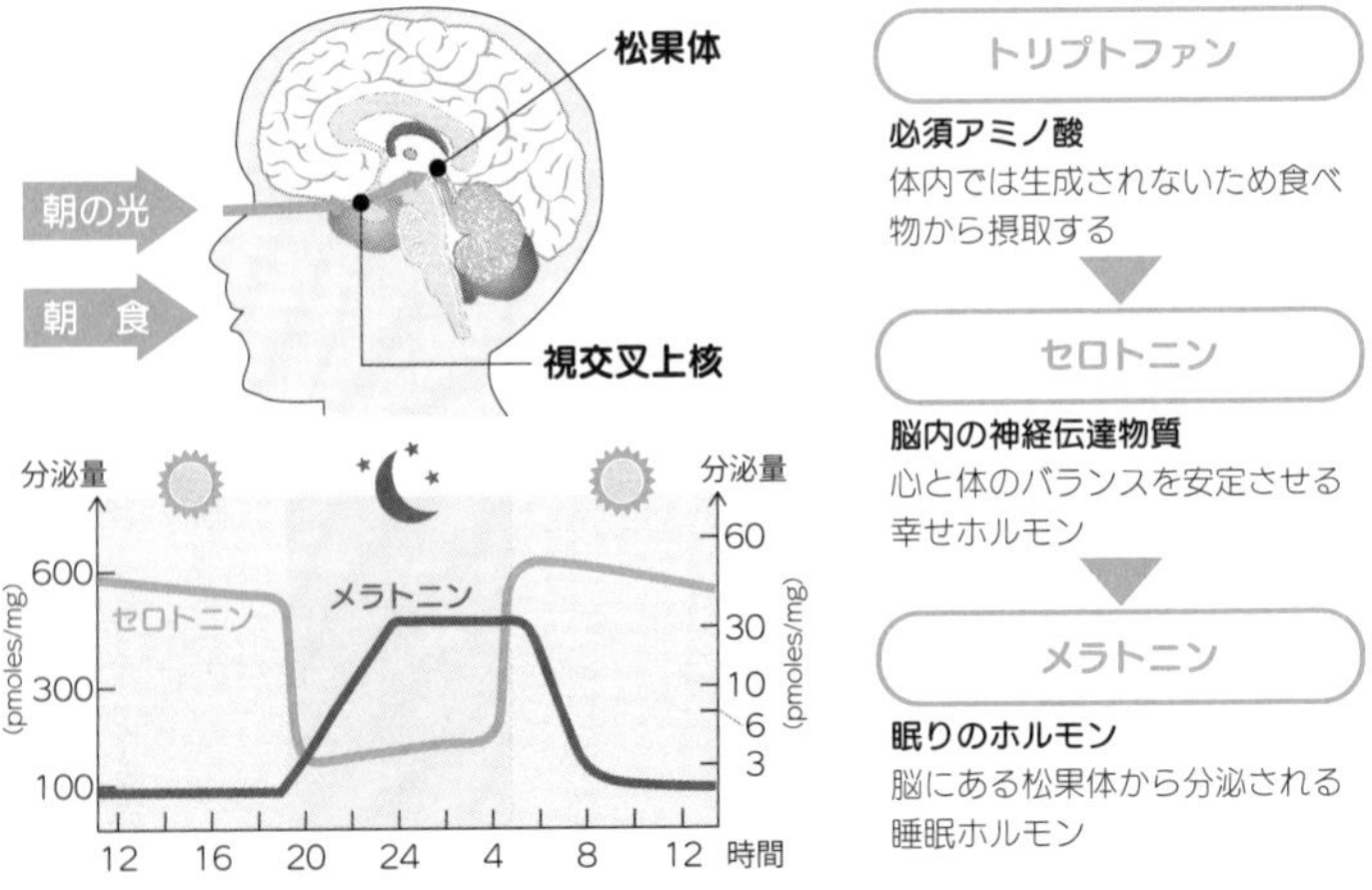

出典：いしゃまち　家庭の医療情報ＨＰ「セロトニンとメラニンの関係」を基に作成

役目をもつのが朝の光です。目に入った朝の光は、脳の視交叉上核《しこうさじょうかく》というところにある体内時計を刺激します。すると脳の松果体《しょうかたい》から分泌されるメラトニン（睡眠ホルモン）の分泌が止まり、代わりに覚醒を促すセロトニンというホルモンの分泌が増えるのです。これによって頭がすっきりと目覚め、自律神経も副交感神経から交感神経に切り替わり、一日を元気に始められる状態がつくられていきます。

また睡眠ホルモンと呼ばれるメラトニンは目覚めてから14～16時間くらいすると、再び分泌が始まります。つまり朝6時に目覚めて朝の光を浴びた場合、その14時間後の午後8時頃にメラトニンの分泌が増え始め、眠りに向かって自律神経やそのほかの生体機能が調節されていきます。朝に早起きをして朝の光を浴びることが、夜に早寝をするための準備にもなっているわけです。

私たちの体は寝ている間もエネルギーを消費しています。朝はエネルギー不足の状態で、そのままでは脳も体もすっきり目覚めにくい状態です。朝から元気に活動するためには、脳のエネルギー源であるブドウ糖をはじめ、さまざまな栄養素を補給してあげる必要があります。

朝は食欲がない子どもの場合、最初はバナナと牛乳くらいでもかまいません。少しずつ慣れてきたら、小ぶりのおにぎりやサンドイッチなど、食べやすいものを増やします。卵や豆腐・納豆などの大豆製品、牛乳・チーズ・ヨーグルトなどの乳製品は、セロトニンの材料となる必須アミノ酸・トリプトファンを多く含むので朝食にもぴったりです。

ただし朝食をジュースなどの甘い飲料だけで済ますのは、あまりおすすめできません。糖分の摂り過ぎになりやすいですし、血糖値が上昇した反動で急下降し、すぐにおなかがすいてしまいます。ごはんや季節の果物など、噛んで食べられるものを一品

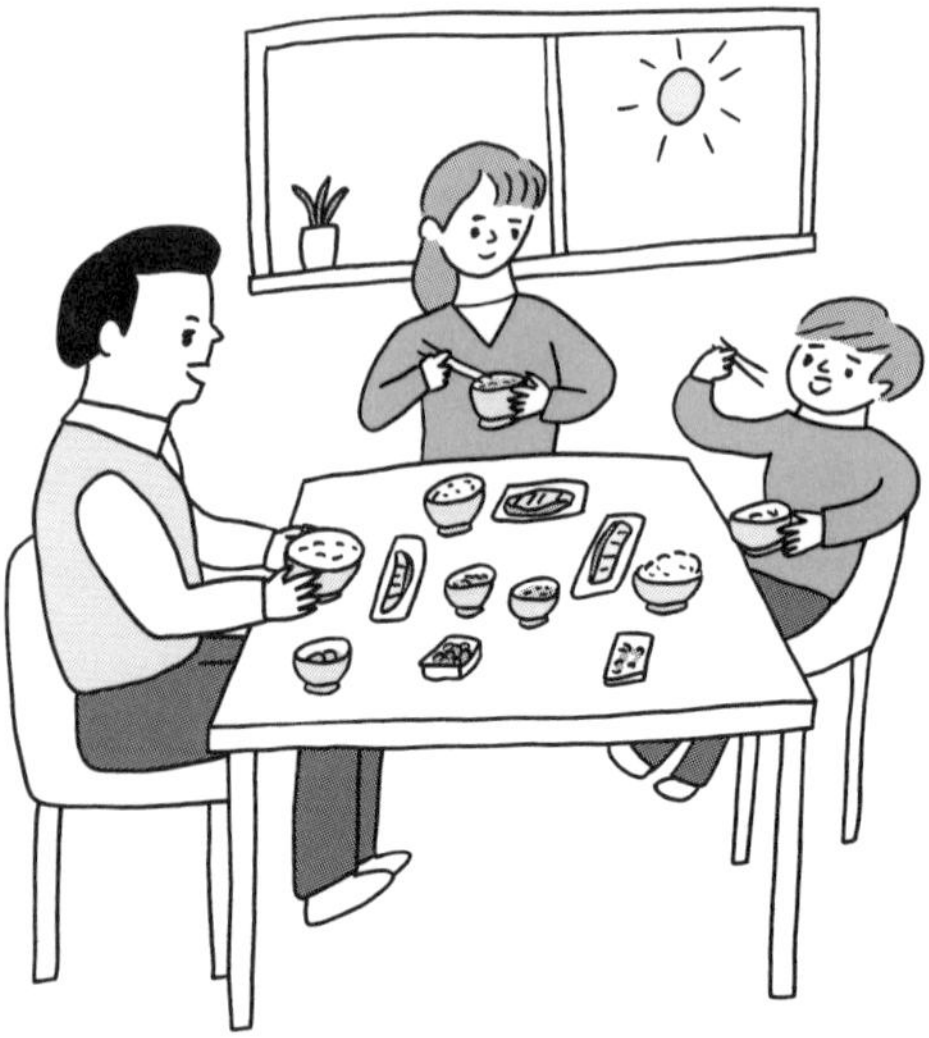

でも加えることで、脳を目覚めさせ、口に入った食べ物が胃腸に送られることで胃腸の動きもよくなります。

朝食を食べると腸が刺激されて排泄が促されます。朝食のあとにはトイレ、というリズムができると理想的です。

子どもの排泄については、乳幼児でおむつのときは保護者も排泄の状態を把握しやすいですが、おむつが外れて排泄が自立すると親の目が届きにくくなります。近年、小児医療でも話題になっているのは子どもの便秘です。もともと乳児のときから便秘がちという子もいますが、保育所や幼稚園、学校などでは排便ができず、我慢しているうちに便秘になることもあります。また便秘の原因として食生活の偏りや運動不足があることもあります。どちらにしても便秘が続けば、おなかの不快感や腹痛などが起きやすくなりますし、腸内細菌叢も悪い菌が優勢になり免疫にもよくありません。

そのため保護者から、排便は恥ずかしいことでも汚いことでもないことを日頃から伝えてほしいと思います。ちなみに排泄は毎日ではなくても、スムーズに排便でき、腹痛や排泄痛、残便感などの不快感がなければ基本的に問題はありません。逆に毎日排泄があっても不快症状を伴うときは、小児科で相談することを私は保護者に伝えています。

体を動かせばおなかがすいて食事が進み、よく眠れる

「早寝早起き朝ごはん」の次に実践してもらいたいのが、日中に戸外に出てたくさん体を動かすことです。いわゆる「外遊び」を積極的に増やしてほしいと思います。

昔は子どもの遊びといえば外遊びが中心でしたが、今では外遊びにこだわらなくて

も多様な遊びがあります。ケガをしたり汚れたりすることもある外遊びより、安全で衛生的な室内遊びがいいと思ってしまう保護者も多くなっているのが現状です。

しかし、室内では体をいっぱいに使う遊びはなかなかできません。運動機能やバランス感覚・安全な体の使い方などを学ぶ機会を失ってしまうのです。また室内遊びといっても、実際はどうしても刺激の強いゲームや動画視聴といった遊びに偏りがちになります。すると室内でじっとしている時間が長くなり、おなかもそれほどすかないので食事も進みません。また体はそれほど疲れず頭や目だけを酷使するため、睡眠の質も悪くなります。

その点、外遊びで十分に体を動かせばおなかがすいて食事も進みますし、夜もぐっすり眠れます。また外で思い切り体を動かせば骨や筋肉が育ち、体力や運動機能が向上します。戸外で暑い・寒いといった自然条件のなかで活動することで、汗をかくなどの体温調節機能も育ちますし、自律神経機能も強化されます。

コロナ禍では外遊びなどもかなり制限を受けましたが、今はコロナ以前と同じように自由に外遊びができる環境が戻りつつあります。保育所や幼稚園に通う子は、園で外遊びをたくさん経験させてあげる必要があります。降園後にも時間が許すときは、公園などで遊ぶ時間をつくることで子どもの免疫力は確実に向上していくのです。

日光を浴びると作られるビタミンDは免疫にも効果

昨今、戸外で日光を浴び過ぎると日焼けや皮膚がんの原因になると語られるようになり、子どもの日光浴は必ずしも推奨されなくなっています。

しかし、日光を浴びることにも一定の効用があります。それは日光を浴びると皮膚でビタミンDが生成されることです。ビタミンDはカルシウムの吸収を促進し、骨の成長を促す脂溶性ビタミンです。もしビタミンDが不足すると、骨がうまく作られない「くる病（骨軟化症）」のリスクになることもあります。

ビタミンDには免疫を調整する働きがあることも、徐々に分かってきています。ビタミンDが体内に侵入したウイルスや細菌などに対して抗菌物質を作り出し、必要な免疫機能を促進するのです。一方で過剰な免疫反応を抑える作用もあるといわれ、風邪やインフルエンザ、肺炎などの発症・重症化の予防に関わっているともいわれています。

ビタミンDは普段の生活で日光に当たることで、必要量の80〜90%を体内で作ることができます。日本では室内にこもりきりという生活でなければ、日常生活のなかで必要なビタミンDは確保できていると考えて問題ありません。あえていえば冬場は日照時間が少なくなり、その分、ビタミンDの生成量も少なくなります。その場合は一日20〜30分程度を目安に日光に当たるとよいです。日焼けが気になるときは日焼け止めクリームを使用してかまいません。またビタミンDを多く含む食品（サケ、イワシ、卵黄、シラス干し、シイタケ、キクラゲ等）を意識して摂ることも子どもの免疫力を高めるうえで有効です。

子どものうちは一つのスポーツより さまざまな遊びを

子どもの神経系の発達は8〜9歳頃にピークを迎え、12歳頃にはほぼ完成するといわれています。いわゆる運動の得意・不得意はこの頃までの運動の経験が大きく影響するのです。早ければ幼児期から、スイミングや体操などのスポーツクラブに通わせたり、サッカー・野球などのクラブチームやスポーツ少年団に参加させたりしている家庭もあります。そのこと自体は決して悪いわけではないのですが、幼児期から学童期にかけては基本的な動きとともに、体のさまざまな使い方を獲得していく時期でもあります。そのため、一つのスポーツだけを集中的にやらせるより、いろいろな遊びやスポーツを通じて「多様な動き」を経験させておくことが重要になります。

文部科学省が策定した「幼児期運動指針」でも、「幼児は様々な遊びを中心に、毎日、合計60分以上、楽しく体を動かすことが大切です！」と掲げられています。その推進に当たっては、次の3点が重視されています。

①多様な動きが経験できるようにさまざまな遊びを取り入れること
②楽しく体を動かす時間を確保すること
③発達の特性に応じた遊びを提供すること

こうした基本動作を身に付け、繰り返し行うことで子どもの体の動きは徐々に洗練されていきます。さらに運動機能が育つと意欲をもって積極的に周囲の環境に関わることが増え、社会性や認知的な発達も促され、たくましい心身が育っていきます。

その点、子どものときに特定の競技・スポーツだけを繰り返していると、身に付く動きの種類が限られてしまいます。また学童期から思春期にかけては骨の成長も盛んな時期です。ひざやひじなど特定の関節を酷使するとケガや故障の原因になります。スポーツが好きならサッカーだけ、野球だけではなく、さまざまなスポーツを経験することが大切です。

汚れたとき、外から帰ったときに「手洗い」を

普段の衛生習慣としてやってほしいのは、外から帰ったときや手が汚れたとき、トイレのあとなどには、水で手洗いをするということです。通常の生活の範囲であれば、実は水洗いをするだけで細菌やほとんどの汚れを落とすことができます。流水のなかで10秒間、手をすみずみまでもみ洗いをすればOKです。

私は保護者から「石けんやハンドソープは使わなくても大丈夫？」とよく質問を受けますが、石けんを使ったほうがいいのは水だけで落ちない油性の汚れがあるときや、病院など感染症のリスクが高い場所から帰ったときくらいです。保育所や幼稚園、小学校では感染症予防のために石けんを使った手洗いを推奨していますが、私は感染症の流行期は石けん使用もいいと思いますが、それ以外のときは水洗いで十分だと考えています。普段は石けんを使わずに、手のしわや指の間、爪のまわりなどの汚れも落とせるように丁寧に水洗いをすることが大切です。

また感染症予防の習慣としてよく「手洗い・うがい」といわれますが、うがいに関しては感染予防の効果は実は限られています。大阪大学で一日3回毎日うがいをするグループとうがいをしないグループに分けて行った調査があります。その結果、一般的な風邪については多少の予防効果が見られたものの、インフルエンザに関してはまったく効果が得られなかったという結果が出ています。国が推奨する新型コロナウイルスの感染対策にも「うがい」は含まれていません。

一方で、うがいには空気が乾燥している季節にも口の中を潤す効果もありますし、口内を清潔にして虫歯や歯周病を予防する作用もあります。そのため、うがいができる子どもは、外から帰ったときに手洗いと一緒に行うことを習慣にしてもよいと思います。うがいが難しい年齢の子や、子どもがうがいを嫌がる場合には無理にさせる必要はありません。

体の洗い過ぎは皮膚のバリアを弱めてしまう

手洗いと同様に、お風呂での体の洗い過ぎにも注意が必要です。子どもの体の汚れや汗もほとんどはお湯で洗い流すことができます。昨今は子どものための刺激の少ないボディソープなども登場していますが、石けんや洗剤類を使い過ぎると皮脂や皮膚の常在菌が失われてしまいます。

特に乳幼児の皮膚は大人に比べて角質層がとても薄いです。さらに生後4カ月頃までは母親のホルモンの影響で皮脂の分泌が多いですが、それを過ぎると皮脂が大人の3分の1程度にまで少なくなります。つまり子どもの皮膚はドライスキンになりやすく、外敵の侵入を防ぐ皮膚のバリア機能も不安定です。その結果、ほこりや紫外線、汗など、ちょっとした刺激にも過敏になり、湿疹や皮膚炎を起こしやすくなります。

そして、このように皮膚が不安定な状態になると皮膚のバリアの崩れたところから花粉やダニ、ハウスダスト、食品の微粒子などが体内に入り込み、アレルギーを発症するリスクも高まります。

そのため子どものデリケートな肌を守るためにも、普段のお風呂では石けんやボディソープ、シャンプー類の使用は最小限で良いと私は考えています。皮脂や汚れがたまりやすい箇所、例えば頭皮や首まわり、わきの下、お尻まわり、足などを一日1回さっと洗うくらいで十分です。

またお風呂に入ったあとは水滴をタオルでやさしく拭き取り、保湿することが重要です。特にしっかり効果を上げるためには保湿剤はたっぷり使うことです。乳児の場合、クリームタイプなら手の人差し指の第一関節まで、ローションタイプなら一円玉の大きさくらいが1回の使用量の目安です。よだれで炎症を起こしやすい口まわり、おむつかぶれが出やすいお尻まわりは保湿剤を多めにして保護するとよいです。また夏場は皮脂が比較的多く、冬場は乾燥が進みやすくなります。乾燥が強いときはロー

保湿クリームの塗り方

1回の使用量の目安

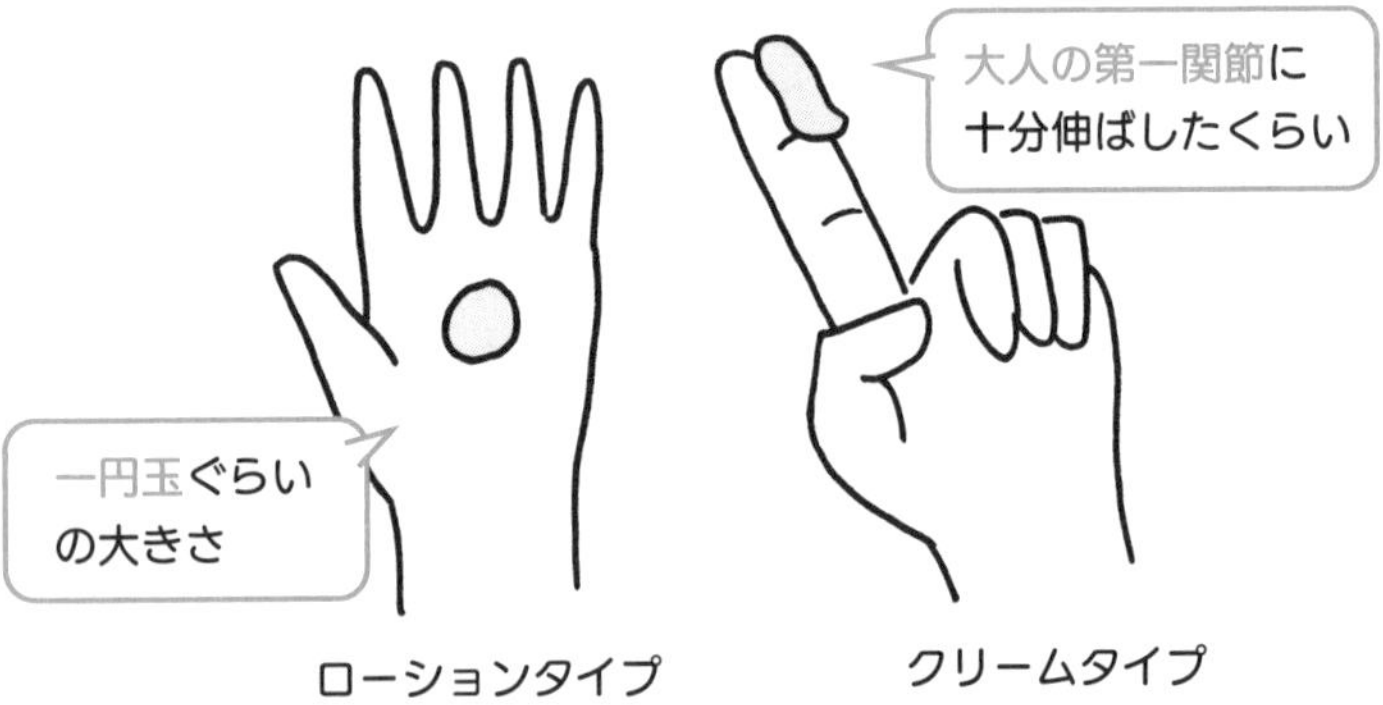
一円玉ぐらい
の大きさ
ローションタイプ
大人の第一関節に
十分伸ばしたくらい
クリームタイプ

点々といくつか置いてから塗り広げます。

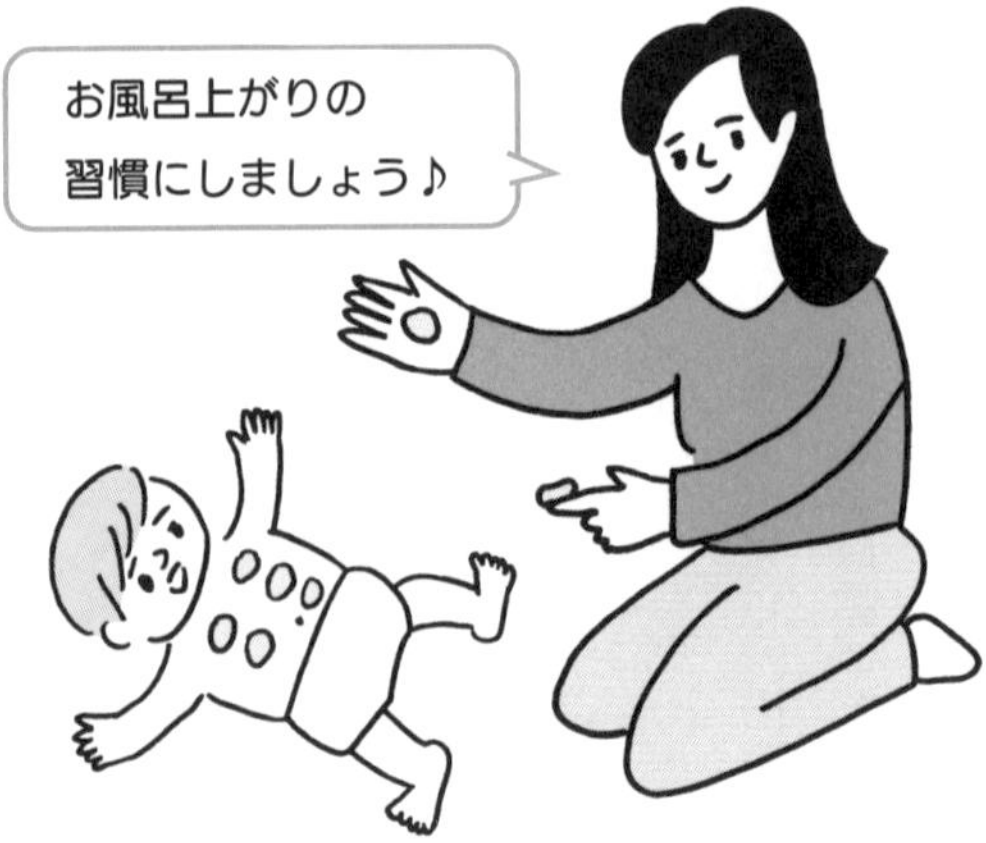
お風呂上がりの
習慣にしましょう♪

ションタイプの保湿剤よりクリーム、ワセリン、オイルなどの油分を多く含む保湿剤を選ぶと、保湿の効果が上がりやすくなります。

入浴時は、なるべく湯船につからせてあげてほしいと思います。時間がないときや暑い季節はシャワーだけで済ませたくなりますが、今の時代は大人も子どもも、夏場はエアコンの効いた室内で過ごすことが多いため、夏でも体は意外に冷えています。体が冷えていると血流が悪くなりますし、免疫細胞の活動も低下してしまいます。

湯温や時間の目安は38℃くらいのお湯に5〜10分ほどつかるといいと思います。熱過ぎるお湯は皮脂を奪いますし、のぼせやすくなるため、ややぬるめのお湯に短時間つかれば十分です。

除菌・抗菌グッズは、使い過ぎない

子どもを育てるうえで保護者が除菌・殺菌に敏感になるのはある意味、当然のことです。生まれたばかりの赤ちゃんは免疫機能が脆弱《ぜいじゃく》です。そのため授乳のたびに母親の乳首も滅菌ガーゼで拭くように言われますし、哺乳瓶もきちんと消毒するように指導されます。新生児期から3カ月頃までは、細菌感染などを防ぐためにこうした消毒を続けたほうがよいのは事実です。

しかし、赤ちゃんが自分の手や身のまわりのものを口に入れたり、はいはいなどで移動したりするようになってきたら、子どもの手や口に触れるものの消毒・殺菌にそこまで神経質になる必要はありません。子どもは少しずつ細菌や病原体に対する抵抗力もついてきますし、幼いときから多様な菌・微生物に触れることで、子どもの免疫細胞が訓練されていくのです。むしろ子どもがなめるもの、手に触れるものを一つひとつアルコールで拭くなどの除菌を徹底し過ぎると、子どもの皮膚の良い常在菌や腸内細菌まで殺してしまい、かえって悪い菌を増やす恐れもあります。

高温多湿の日本では夏場を中心に食中毒のリスクもあるため、台所のシンクや包丁、まな板などの調理器具を定期的に漂白剤等で除菌するのは悪いことではありません。感染症のウイルスのなかには便に排出されるものもあるため、感染症の流行しやすい時季にトイレを除菌シートで掃除するのも間違いではありません。

しかし、目に見えない菌を恐れ過ぎて、子どもが触れるものすべてにおいて除菌をしないと安心できないという心理になってしまうのは少し行き過ぎた考え方だといえます。

部屋の掃除も「ほどほど」に

部屋の掃除もどこまでやればよいかというのは、家庭によりそれぞれ感覚が異なると思います。赤ちゃんや幼い子どもがいる家庭では、アレルギーの原因になるハウスダストやダニなどを極力減らしたいと、毎日必死になってすみずみまで掃除をしている人も少なくないと思います。

結論からいえば室内の掃除も「ほどほど」で大丈夫です。そのためごく一般的な家庭であれば、掃除は一日1回掃除機をかけ、汚れが気になる箇所は水拭きをするというくらいでいいのではないかと思います。

それから部屋はときどき換気をして、室内のほこりや湿気等を外に出し、新鮮な空気を取り入れることが大切です。最近の住宅は気密性が高いため、閉め切ったままでいると湿気がこもりやすく、ほこりのたまる場所や家具の裏などにカビが繁殖しやすくなります。そうするとカビをエサにしてダニが増える一因にもなるため、忘れずに定期的な換気をしてほしいと思います。

よくエアコンをつけていれば換気になっていると思っている人がいますが、家庭用のエアコンは室内の空気を循環させているタイプが多く、換気の効果はありません（外気を取り入れるタイプのエアコンは換気効果もあります）。換気効果のないエアコンを使用している場合は、エアコンの使用中でもときどき窓を開けたり、換気扇を回したりするなどして空気を入れ替えてほしいと思います。

子どもを強くする冷房・暖房との付き合い方

子どもの健康を考えるとき、冷房・暖房とどのように付き合っていけばいいのかも気になるところだと思います。子どもは体温調節機能も発達途上にあります。人間は暑いときは体表の血流を増やし、汗を出して蒸発させて体温を下げます。反対に寒いときは手足や体表面の血流を減らし、体から熱が逃げないようにして体温を保ちます。さらに寒さが厳しくなると、ぶるぶると体を震わせて熱を発生させます。こうした体温調節機能を育てるためには、ある程度、暑さ・寒さにさらされる体験が必要です。

また極端な温度差は、自律神経を乱す要因になります。夏場の室内は冷房で寒いほど冷えているのに、一歩外に出ると35℃を超える猛暑というのでは、体が温度差についていけず疲労感や食欲不振といった夏バテのような症状を招きます。自律神経の乱れは免疫にとってもマイナスに作用しますから、夏風邪などにかかりやすくもなります。

こうした点を考えると、夏は暑過ぎない程度、冬は寒過ぎない程度に上手にエアコンを使うことが重要になります。一応、環境省が推奨する室温目安は夏が28℃、冬は20℃です。間違えないでほしいのは、これはエアコンの設定温度ではなく室温だということです。夏にエアコンを28℃に設定して運転していても、直射日光が当たる窓側はもっと暑くなりますし、エアコンの冷風が直接吹き付ける場所はこれより温度が下がることもあります。子どもがよく過ごす場所に温度計を置き、適切な温度になるように調整をするとよいと私は考えています。

子どもとペットとの関係を考える

小さな子どもがいる家庭で、ペットを飼うかどうか迷っている家庭もあるかと思います。イヌやネコの毛、トリの糞などはアレルギー源になり得ますし、ペットから人にうつる感染症や病原体もあります。アレルギーや感染症を防ぐためには、ペットの飼育をあきらめたほうがいいと考える人も少なくないのです。

しかし、アレルギーを心配するのであれば、むしろペットを飼ったほうがいいという考え方もあります。動物は多様な菌・微生物をもっています。幼いときから動物や家畜に触れていると、子どもの免疫細胞が鍛えられ、アレルギーのような免疫の誤作動が少なくなるのです。

身近な動物由来感染症

病名	動物	感染方法	人での症状
ネコひっかき病	ネコ	ひっかき傷、咬傷、ノミによる刺傷	発熱、リンパ節の腫れ、髄膜炎、脳症
パスツレラ症	ネコ・イヌ	ひっかき傷、咬傷、空気感染、えさの口移し	傷口・リンパ節の腫れ、骨髄炎、髄膜炎、敗血症
トキソプラズマ症	ネコ	糞で汚れた砂などの虫卵、体毛に付着した虫卵を経口で	流産、死産、リンパ腺炎、網脈絡膜炎
イヌ・ネコ回虫症	イヌ・ネコ		肝腫脹、発熱、視力低下、飛蚊症、網膜芽細胞腫
イヌ糸状虫症	イヌ	蚊の刺し傷	肺に銭形陰影
皮膚糸状菌症	イヌ・ネコ	直接の接触	発疹、皮膚炎
レプトスピラ症	イヌ・ネズミ	尿で汚染された下水や泥、四肢の傷口から経皮感染	発熱、全身倦怠感、筋肉痛、黄疸、出血、腎障害
エルシニア症	イヌ・ネコ・ネズミ	排泄物や汚染物から経口感染	食中毒、胃腸炎
カンピロバクター症	イヌ・ネコ・トリ		
オウム病	インコ・文鳥などの小鳥	乾燥した糞の吸入、えさの口移し	発熱、せき、急性肺炎
クリプトコッカス症	ハト・小鳥	乾燥した糞の吸入	髄膜脳炎、肺炎
サルモネラ症	爬虫類・イヌ・ネコ	汚染した排泄物から経口感染	下痢、食中毒
アメーバ症	爬虫類・サル		血便、肝腫瘍

出典：藤田紘一郎著『子どもの免疫力を高める方法〔新装版〕』を基に作成

ただしペットを飼う場合は、一定のルールは必要です。動物から人にうつる感染症のなかには感染後に肺炎や髄膜炎を起こしたり、妊娠中の女性が感染すると流産、死産につながったりするような深刻なものもあります。例えば、ネコやイヌのひっかき傷、噛み傷からパスツレラ属菌に感染するとリンパ節の腫れなどが起こり、抵抗力の弱い人では敗血症や髄膜炎を発症して重症化することがあります。またネコの糞で汚れた砂などからトキソプラズマという寄生虫に妊婦が感染すると、流産や死産、網脈絡膜炎による視力障害などが胎児に起こることがあるため、注意しなければなりません。

デジタル機器は親子で会話ができる使い方を

日本小児科医会の提言には、私も小児科医の一人として賛同しています。一方で、子どもを育てる一人の親としては、現代の生活からテレビやビデオ、スマホのメディ

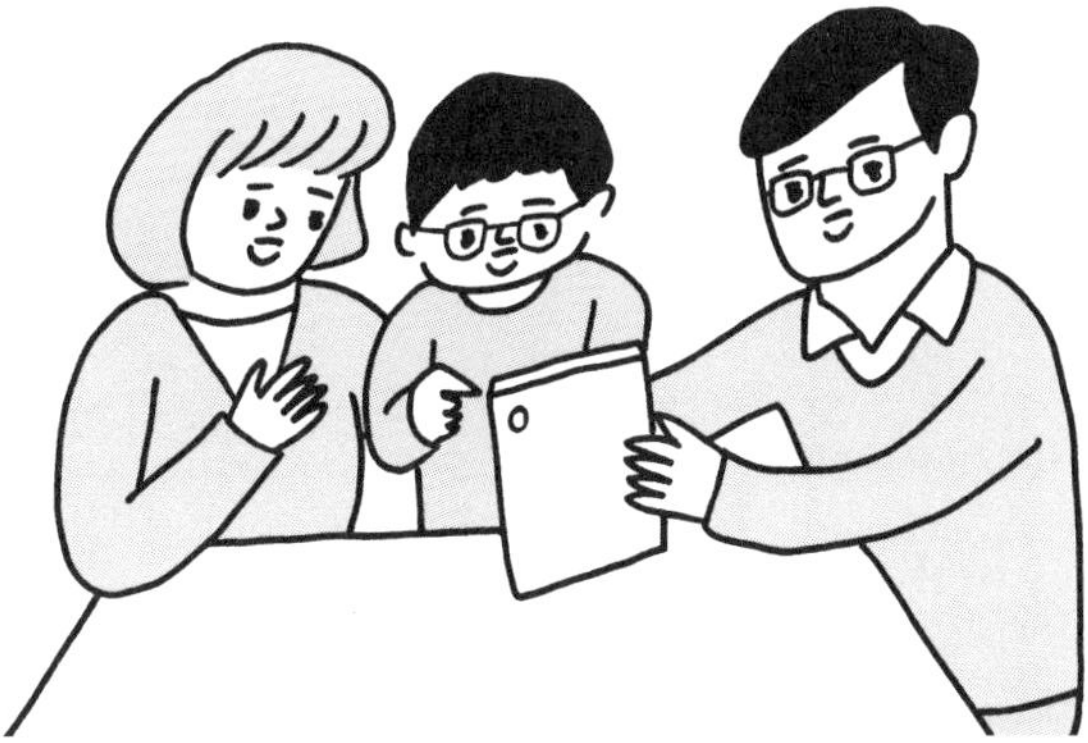

アを一切排除するのは現実的ではないとも感じます。子どもが成長してくれれば、テレビ番組やインターネットの情報から学習したり、自分の興味を広げていったりすることもたくさんあります。

そのためメディアがすべてダメというのではなく、要はその使い方だと思います。私は親子のコミュニケーションになるような使い方をすれば、子どもの成長・発達にもプラスになるのではないかと考えています。つまりテレビであれば、子どもだけに番組を見せて親は無関心で別のことをしているのではなく、親子で一緒にテレビを見て会話を増やしてほしいと思います。スマホやタブレットでも親子で一緒に大迫力の自然の映像を見たり、行ったことのない外国の文化について調べたりすれば、子どもの好奇心の刺激になり、もっと知りたい、学んでみたいという意欲も育まれていきます。

一日1回は親子で「ほっとする」時間を

強いストレスがかかると子どもの免疫力は低下してしまいます。ストレスが続くと自律神経の交感神経が優位になり、血流も悪くなりますし、顆粒球やリンパ球といった免疫細胞のバランスが崩れ、ウイルスなどに対する抵抗力が下がってしまうからです。免疫の働きを良い状態に保つには、上手にストレスを解消していくことが大切になります。

子育て中の保護者にとって、共働きの夫婦であれば毎日が時間との闘いで、時間的なプレッシャーが大きいと思います。朝の時間だけでも、寝ている子どもを起こして着替えをさせ、朝食の準備をして食べさせ、後片付けをしながら子どもの登園準備と同時に自分の出勤の身支度をして……と起床から家を出るまでの数時間に無数の家事・育児があります。そして日中は時間を気にしながら仕事をこなし、帰宅後も子どもを早く寝かせるためには分刻みのスケジュールで動くことになります。夕飯の支度をしながらお風呂を沸かし、食事をさせて片付けをしたあとに入浴させ、パジャマを着させて髪を乾かし、その日の汚れものを洗濯機に入れて回し、ハッと気づいたら「もう寝かしつけの時間……」となります。このような生活のなかで保護者はやるべきタスクに常に追われ、子どもにかける言葉も少なくなってしまいがちです。

一方、家庭保育だから時間にゆとりがあってストレスがないというわけでもありません。家にいるからこそきちんと子育てをしたいと気負ってしまい、部屋の掃除を徹底し、離乳食や幼児食もすべて手作りするなど、家事・育児を完璧にこなそうとして逆に疲れ果ててしまう保護者もいます。また家庭でわが子と二人でずっと一緒にいると、本来は気にしなくてもいい細かいことや些細《ささい》な変化が気になります。そのたびに育児書やネットの情報などを調べ、少しでも違いがあると子どもの発達や自分の育児に自信がもてなくなり、悩みを抱えてしまう人もいます。

このように現代の保護者はストレスフルな状況で子育てをしています。しかし親のストレスが強く毎日イライラしていたり不安を抱えていたりすると、それが子どものストレスにもなります。そこで私は一日1回10～20分でいいので、親子でほっとする時間をつくってみてほしいと提案するようにしています。一緒にお風呂に入って遊んだり、その日の出来事を話したりするのでかまいません。子どもをひざにのせて好きな絵本を1冊読むのでもよいです。短時間でもそういう時間があれば、ガチガチに固まった心身の緊張がほぐれ、免疫にも良い効果が期待できます。

親が笑っていれば、子どもも健やかでいられる

子どもと過ごす時間は、笑顔を増やすようにするのも良いことです。実際に、笑うことで免疫の働きが改善することが確認されています。

笑いの健康効果については1990年代から、さまざまな研究がなされています。笑いと免疫の関係についても同様で、比較的新しいデータでは2017年に大阪国際がんセンターが、がん患者の免疫機能や生活の質（QOL）などに「笑い」が与える影響について検証しています。これは松竹芸能や吉本興業などの協力のもと、院内の

ホールで落語や漫才を開催し、2週間に1回、血液検査などで免疫機能や生活の質を調べるというものです。この結果、漫才や落語を鑑賞して笑ったグループは、鑑賞しなかったグループに比べて免疫力や生活の質が向上した可能性があるということです。さらに痛みが改善され、疲労感や緊張、抑うつ、怒りの感情が少なくなり、QOLにも良い影響が確認されました。

なぜ笑うと免疫力が向上するのか、その詳しいメカニズムはよく分かっていませんが、自律神経のバランスが整い、全身の血流も改善することで免疫機能が高まる、また笑って楽しい・幸せと感じると脳内でドーパミンやエンドルフィンというホルモンが分泌され、これがNK細胞を活性化するともいわれています。

しかも、この笑いの効果はおなかを抱えるような心からの大笑いでなくても得られます。プッと噴き出す笑いやくすくす笑いもいいですし、もっといえば愛想笑いでもいいのです。

子どもと生活していれば、思わず笑ってしまうシーンは日常にたくさんあると思います。笑うネタが見つからないときは、親子でにらめっこをしたり、くすぐり合いをしたりする手もあります。すごく疲れて子どもとふざける気力もないという日でも、とにかく口角を上げて笑顔の表情をつくってあげてほしいと思います。親が笑っていれば、子どもも笑顔になります。笑いが、家族みんなの免疫力を上げてくれるのです。

第5章

腸内環境を整えれば病気知らずの体に

知っておくべき自己免疫力を高める食事

食事の摂り方や栄養素でも免疫を強化できる

感染症にかかりにくい、また感染症にかかっても早く回復する丈夫な体をつくるには、毎日の食事からきちんと必要な栄養を摂ることが大切です。

現代はスーパーマーケットやコンビニエンスストアに行けばいつでも簡単に食料が手に入りますし、インスタント食品やレトルト食品など便利な加工食品もあふれています。外食やファストフードもありますし、ピザをはじめとしたデリバリーフードサービスも広がっています。忙しい子育て中の家庭にとってはこうした便利なサービスはありがたい存在だと思います。

しかし、加工食品や外食のメニューはどうしても糖質や脂質が過多になりやすい傾向があります。子どもにとって糖質や脂質も大切な栄養素ですが、こうした食事に偏り過ぎると「現代型栄養失調」に陥るリスクがあります。これは食事中の糖質・脂質からエネルギーは摂れているものの、子どもの脳や体の成長に必要なたんぱく質やビタミンなどの微量栄養素が足りていない状態です。そうなると当然体の発達にもよくありませんし、落ち着きがない、不安感が高いなど心理的な側面にも影響が及びます。

もちろん、食事は毎日のことですから、すべて手作りで栄養バランスも完璧にと気負い過ぎると疲れ果ててしまいます。時々、加工食品を活用するのはかまいませんが便利な食品が簡単に手に入る時代だからこそ、子どもを育てる保護者にはいつ何をどう食べるか、食品の選び方や食べ方について正しい知識をもってほしいと思います。

また、子どもは「食べること」も成長の途上にあります。離乳食でも慣れない食品や初めて口にする食品は警戒しますし、食品のにおいや色、大きさ、歯ごたえなど、何か少しでも気に入らないことがあると拒否したり、口に入れてもすぐに出してしまったりします。保護者はなんとか食べさせようと苦労する場合がありますが、子どもの味覚や咀嚼機能はゆっくりと育っていきます。まずは「おいしく食べられればよし」というくらいに大らかに考え、子どもの食の成長を見守ってあげる姿勢も大切です。

毎日3食規則正しく食べることが大事

まず大前提として食事の内容そのものよりも、毎日の3食と間食も含めてなるべく規則正しく食べることが重要です。自律神経のバランスを良好に保つには、食事の時間が決まっていることが大事です。いくら栄養満点の料理でも、今日の夕飯は6時に食べて、別の日の夕飯は8時を過ぎてしまったとか、時々、朝寝坊をして朝食を食べたり食べなかったりする、というのでは自律神経が乱れてしまいます。

幼い子どもは胃が小さく食べられる量が少ないですから、間食も含めて食事の時間を決めておき、毎日そのリズムを守って食事をするのが理想的です。例えば朝食が7時、午前10時に軽いおやつ、昼食が12時、午後のおやつが3時、夕飯が6時というように、家族の一日の予定に合わせて計画を立てることが習慣化の第一歩です。保育所や幼稚園に通う子であれば、平日は食事時間が一定になりやすいですが、休日もできるだけ同じリズムを崩さずに食事ができるといいと思います。

また一回ごとの食事は時間を決めておくとよいです。子どもの食事がまだ残っていても、おなかがいっぱいで眠そうなときや、食事に飽きて遊び始めたようなときは食事を切り上げてかまいません。用意したものをすべて食べさせようと長時間、食卓につかせていてもあまり意味がなく、やり過ぎると子どもにとって食事が苦痛な時間になってしまいます。

おやつ等をだらだら食べるのもよくありません。子どもがぐずったときにおやつをあげて機嫌をとりたくなるときもあると思いますが、時間を決めずにおやつを食べさせていると空腹を感じにくくなり、その後の食事も進みにくくなります。歯が生え始めた子どもでは虫歯のリスクも上がりますし、学童期の子どもではスナック菓子など高カロリーの間食の摂り過ぎが肥満につながる恐れもあります。

よく噛んでゆっくり食べるように教えよう

近年、子どもの噛む力がうまく育っていないという指摘があります。保育所などでも、口に入れた食べ物を噛めずにいつまでも口に入れている、反対に何でも丸のみにしてしまうといった子どもが多いことを私もよく耳にします。

大人からすると、口に入れた食べ物を噛んで食べるのは当たり前過ぎて、「自然に身に付く」と考えている人が少なくありません。しかし実は噛むことは日々の食事の経験から身に付けていく行為です。私のクリニックのある神奈川県でも、「よく噛んでおいしく食べよう」というリーフレットを制作し、「噛ミング30（カミングサンマル）」を提唱しています。これは2009年7月に厚生労働省から発表された「歯科保健と食育の在り方に関する検討会」の報告書のなかで、一口30回噛んで食べることを目標とするキャッチフレーズです。

離乳食のときに噛む力を育てるためには、子どもの口の動きをよく見て進めることが重要です。離乳食を始める5～6カ月の頃は、スプーンにのった食物を口に入れ、唇を閉じてごくんと飲み込む様子を確認します。7～8カ月の頃は「舌食べ期」といって口に入れたものを舌でつぶして飲み込みます。口を左右上下に動かしてもぐもぐしてから、ごくんと飲むようになります。そして9～11カ月は「歯茎食べ期」で、歯茎や生え始めたばかりの前歯でバナナなど軟らかい食物をかじりとり、口に入れてもぐもぐと噛んで飲み込みます。それぞれの時期の咀嚼や飲み込む動作ができていないのに無理に離乳食を進めると噛めない子、噛まない子になりやすくなります。

よく噛んで食べるという習慣が育っていないと食品を丸のみしてしまい、窒息などの事故につながる可能性もあります。また、口に入れたものをなんとか飲み込んでも消化にも時間がかかって胃腸に負担をかけますし、栄養の吸収も悪くなると考えられます。

噛むことで免疫の機能もよくなります。よく噛めば唾液の分泌が多くなるからです。唾液のなかにはＩｇＡという抗体が含まれており、これが口内に入ったウイルスや細菌、病原体を攻撃し、体内への侵入をブロックしてくれます。さらに唾液には消化酵素が含まれるため食べたものの消化・吸収もよくなります。すると腸の負担が減少し、腸に集まる免疫細胞の働きもよくなることが期待できます。

よく噛む習慣を身に付けさせるには、食事中に子どもを慌てさせないことも大切です。時間がないからといって焦って食べると、どうしても噛まずに飲み込むような食べ方になります。

食べやすいものだけでなく、さまざまな食材に挑戦を

子どもは食べる力も味覚も未熟なため軟らかく、食べやすいものを好みます。ごはんやパン、うどんなどの主食やプリンのようなスイーツは好きでよく食べるけれど、野菜のおかずは食べたがらない子もいますし、肉のおかずは好むけれど、魚や豆類などは食べにくいため敬遠するケースも少なくないと思います。

しかし、いくら子どもが好きだとしても好きなものだけ、同じものだけをずっと食べ続けるのは栄養バランスが崩れやすくなり、健康の面でもよくありません。免疫と

いう面でも、できるだけ多様な食品を食べたほうが腸内細菌の多様性が高まり、免疫力を高めるとされています。

少しずつでもいいので食べる機会を増やしてほしいのは、色の濃いカラフルな野菜や果物、香りの強い野菜類です。そうした野菜や果物はポリフェノールやアルカロイド、カロテンといった強力な抗酸化成分を多く含んでいます。こうした成分が体内で生まれる活性酸素を除去し、免疫の働きをサポートしてくれるのです。

免疫力が低下すると感染症にかかりやすくなるだけでなく、がんのような怖い病気も発生しやすくなります。私たちの体内では常にがん細胞が生まれていますが、免疫の働きが正常であれば免疫細胞ががんのもととなる異常な細胞を排除してくれます。しかし、免疫の働きが弱まり異常な細胞をうまく排除できなくなると、がん細胞への移行・増殖を許してしまい、がんを発症すると考えられています。

アメリカ国立がん研究所では、幅広い食品のがん予防効果について調査をしています。その結果、がん予防効果があると考えられる食材約40種類を取り上げ、予防効果の高い順に示しています。それが「デザイナーフーズ・ピラミッド」です。

ピラミッドでは最もがん予防効果が高いのはニンニク、キャベツ、大豆、ショウガ

デザイナーフーズ・ピラミッド

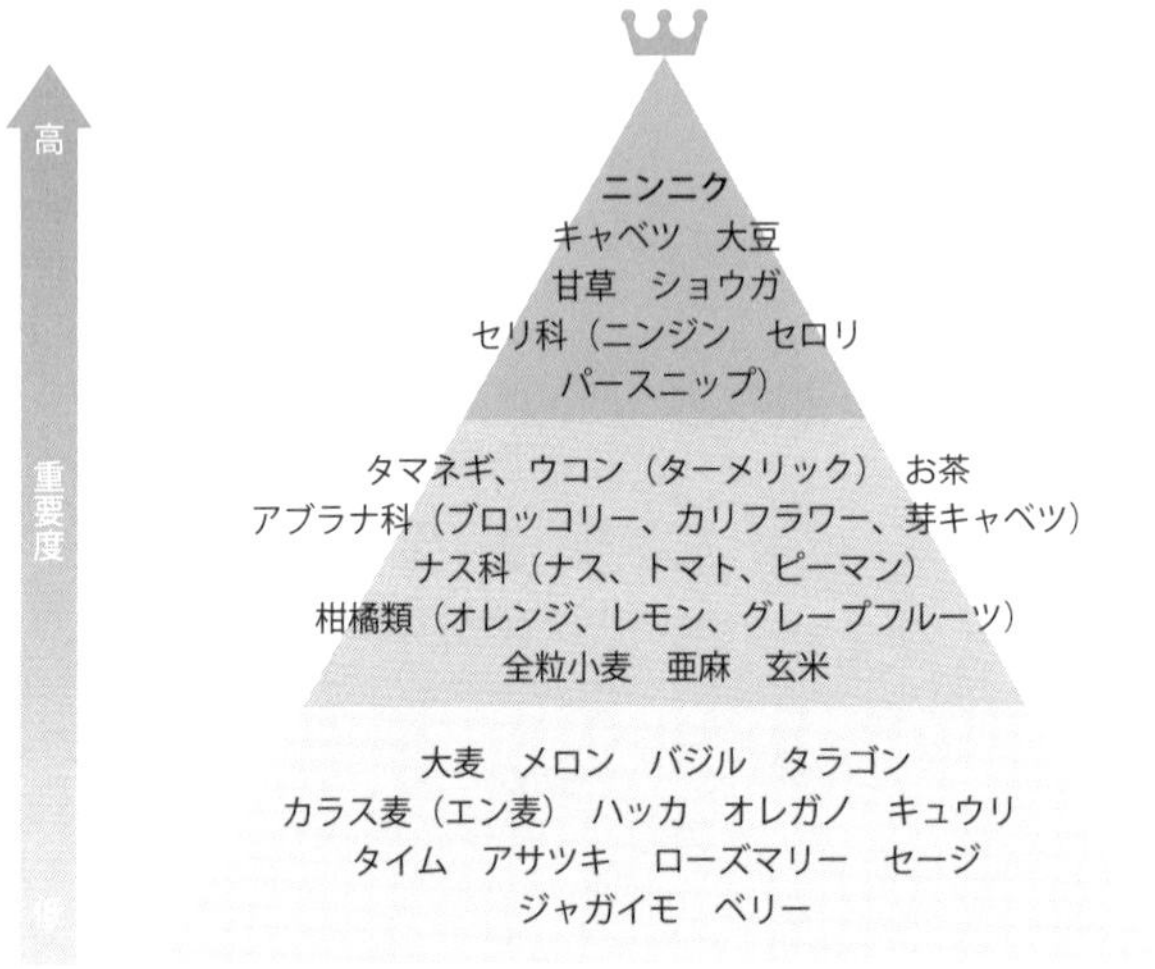

おいしい大麦研究所ＨＰ「内側から整える食生活のすすめ　食べるからだメンテナンス」を基に作成

などですが、これらだけを食べていればいいというわけではありません。同研究所がピラミッド内の野菜を組み合わせて成人で「一日５皿分以上の野菜と２００ｇの果物を食べよう」という５ＡＤＡＹ（ファイブ・ア・デイ）運動を展開したところ、米国国民の野菜摂取量が増え、がんの発症率も低下しています。

ニンジンやセロリなど、においの強い野菜が苦手という子どもは少なくありませんが、幼児期後半になれば、健康を守るためという食事の意味も少しずつ理解するようになります。「これを食べると病気になりにくい強い体になれるよ」と話しながら、さまざまな料理に多種類の野菜や果物を活用してほしいと思います。

免疫細胞の材料になるのがたんぱく質

現代の食事で不足しがちな栄養素がたんぱく質です。最近の日本人の食事では、一日当たりのたんぱく質摂取量が少なくなっています。日本人のたんぱく質摂取量は戦後に日本が豊かになるにつれて上昇し、1995年にピーク（81・5g）になり、2000年頃から急減しています。2019年の摂取量は71・4gと、戦後間もない1950年代と同水準にまで減少しています。

特に朝食を食べない人や朝食がパンやコーヒーだけという人、過激なダイエットをしている人、昼食・夕食でも麺類など単品料理で済ませることが多い人は、たんぱく質が不足しがちになります。

たんぱく質を多く含む食品例

種類	分量	たんぱく質量
肉類	牛もも肉 100g	28.0g
	鶏むね肉 100g	23.3g
	豚もも肉 100g	26.3g
	豚ひき肉 100g	25.7g
魚介類	ベニザケ 1 切れ（70g）	15.8g
	マグロ赤身 5 切	15.8g
	サバ 1 切れ（60g）	15.7g
	サンマ 1 尾（100g）	17.4g
卵・乳製品	卵 1 個（65g）	7.9g
	牛乳コップ 1 杯	6.6g
	ヨーグルト（加糖）160g	6.9g
	スライスチーズ 1 枚（16g）	3.5g
豆類	木綿豆腐 1／3 丁（100g）	6.6g
	納豆 1 パック（40g）	6.6g
	油揚げ 1 枚（25g）	7.0g
穀類	ごはん（茶碗 1 杯 140g）	3.5g
	そば（ゆで 200g）	9.6g
	食パン 6 枚切り 1 枚	5.6g

森永乳業 HP「子供の年齢に応じたタンパク質の摂り方」を基に数値を見直して作成

たんぱく質の食事摂取基準
（推奨量：g／日、目標量：%エネルギー）
日本人の食事摂取基準 2020

性	男性		女性	
年齢等	推奨量	目標量	推奨量	目標量
1～2歳	20	13～20	20	13～20
3～5歳	25	13～20	25	13～20
6～7歳	30	13～20	30	13～20
8～9歳	40	13～20	40	13～20
10～11歳	45	13～20	50	13～20
12～14歳	60	13～20	55	13～20
15～17歳	65	13～20	55	13～20
18～29歳	65	13～20	50	13～20
30～49歳	65	13～20	50	13～20
50～64歳	65	14～20	50	14～20
65～74歳	60	15～20	50	15～20
75歳以上	60	15～20	50	15～20
妊婦（付加量）				
初期			+0	13～20
中期			+5	13～20
後期			+25	15～20
授乳婦（付加量）			+20	15～20

たんぱく質は糖質、脂質と合わせて三大栄養素と呼ばれます。私たちが生命を維持するために不可欠な最も基本となる栄養素です。このたんぱく質は子どもの成長にとっても欠かせません。骨や筋肉、皮膚、臓器など体を構成する主成分ですし、免疫細胞やホルモンなどもたんぱく質から作られます。

たんぱく質が不足すると免疫細胞の数が減少したり、その働きが悪くなって免疫力が低下して感染症にかかりやすくなったりします。また体力が低下して疲れやすくなるほか、たんぱく質不足が極端な場合には成長障害につながる恐れもあります。

たんぱく質の食事摂取基準（推奨量）は、147ページの表のようになっています。この数値は病気を防ぐために必ず摂りたい最低量なので、活動量が多い子どもや強い体を育てたいというときは、さらに多くのたんぱく質が必要になります（目標量を参照）。

ポイントは、たんぱく質は摂りだめができないので一日3食毎食でたんぱく質食材を食べることです。特に朝食でたんぱく質をしっかり摂ると摂取量を増やせます。幼い子どもの場合、一回にたくさんの量を食べられないため、おやつや間食でもたんぱく質を摂れるような工夫が必要です。

魚をたくさん食べればアレルギー予防にも効果

たんぱく質を多く含む食品のなかでも、積極的に摂ってほしいのが魚です。特にサンマやイワシ、マグロ、カツオ、サバ、アジ、ブリなどの青背《あおせ》の魚と呼ばれる魚には、DHA（ドコサヘキサエン酸）、EPA（エイコサペンタエン酸）などのn－3系脂肪酸が多く含まれます。n－3系脂肪酸は体内で合成できず、食物から摂取する必要がある必須脂肪酸の一つです。EPAは血液をサラサラにし、中性脂肪やコレステロール値を低下させる作用があります。DHAは脳や目の網膜の脂質成分であり、記憶力や集中力の維持など脳の健康にとっても重要な油です。そのためEPA・DHAは人の母乳にも含まれていますし、粉ミルクにも添加されています。

ただし現代人の食生活は、EPA・DHAなどのn－3系脂肪酸の摂取量が少なくなっています。代わりに増えているのがn－6系脂肪酸（サラダ油、大豆油、なたね油、ごま油など）です。n－6系脂肪酸もn－3系と同じように食事から摂る必要のある必須脂肪酸の一つです。適度に摂っていればコレステロール値などを下げて動脈硬化を予防する作用がありますが、摂り過ぎると逆に血液をドロドロにし、動脈硬化を進める要因になります。n－6系脂肪酸は揚げ物やスナック菓子、ドレッシング、調味料と多様な食品に含まれています。こうした加工食品を多く食べていると、知らないうちにn－6系脂肪酸の摂り過ぎになっている可能性があります。

そのため、揚げ物などの加工食品を減らすと同時に、魚をたくさん食卓に並べてほしいと思います。魚は食べるときに骨を除くのが大変といわれますが、刺し身であれば調理中にEPA・DHAを失うことも少なく、n－3系脂肪酸を効率よく摂れます。またツナの缶詰を利用するのもいいですし、サバ缶、サケ缶などは骨まで軟らかく調理されているので子どもでも骨を気にせず食べられます。

サケ、サンマ、ブリ、マグロ、カレイ、シラス干しなどは、免疫の働きを強化するビタミンDも豊富に含んでいます。シラス干しのような小魚は貴重なカルシウム源でもあります。シラス干しをごはんにのせ、ノリやネギを添えて食べたり、卵焼きに入れたりすると幼い子どもも食べやすく、手軽に魚の豊富な栄養を摂ることができます。

極端な偏食で肉や魚を食べられないときはプロテインも有効

子どものなかには、とても偏食の激しい子がいます。好き嫌いというレベルではなく、においや舌ざわりなどの感覚過敏や独特のこだわりの強さなどがあり、毎食白いごはんしか食べられないような場合もあります。

米飯にもたんぱく質は含まれますが、特に成長期には十分なたんぱく質が必要です。肉や魚、卵、牛乳などがまったく食べられないとたんぱく質が不足し、体力や運動能力の低下が進んだり、骨折しやすくなったりする恐れがあります。

そのような場合には、プロテインのサプリメントでたんぱく質を補ってもいいと私は考えています。昨今は子ども用のプロテインも何種類も市販されています。そうした商品にはたんぱく質のほかカルシウムや鉄、ビタミンB群など体や脳の成長に欠かせない栄養が含まれています。こうした商品を有効活用して牛乳や子どもが好む飲料、スープなどにプロテインを溶かして飲むと重要な栄養を確実に摂取できます。

摂取するタイミングとしては朝食時や就寝の30分〜1時間前、運動後などに摂ると、骨や筋肉を強くする効果が高いといわれています。子どもに必要な栄養素は毎日の食事から摂るのが基本ですが、必要なときにはサプリメントを活用するのも一案です。

甘い物・飲料の摂り過ぎが「キレる子」をつくる?

子どもは甘いものが大好きです。甘い味は味覚の未熟な子どもにも分かりやすく、おいしいと感じるようにできています。大人でも疲れたときや仕事や家事の合間に、甘い物を食べてホッとする時間が幸せという人もいると思います。実際、甘い物を食べると幸せホルモンと呼ばれるセロトニンが増えるという報告もあります。

しかしだからこそ、甘い物との付き合い方をよく考えておく必要があります。市販されている菓子類には私たちが想像する以上に多くの砂糖が含まれています。例えば一般的なショートケーキ1個には約28gの砂糖が含まれます。あんぱん1つで約15g、

食品に含まれる砂糖の量

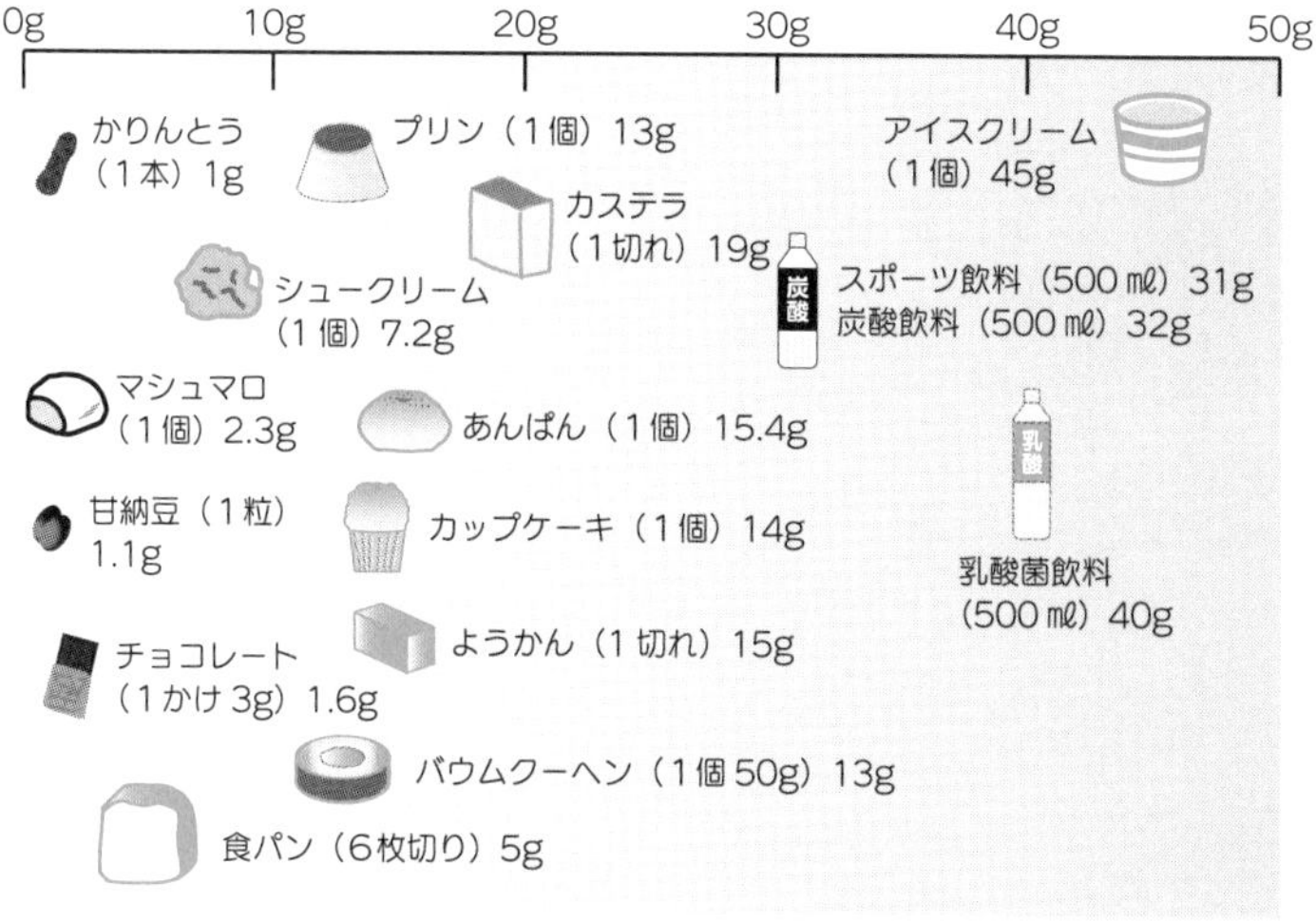

出典：認定こども園 YMCA 幼稚園「砂糖の摂り方に気をつけよう」を基に作成

カステラ1切れで約19g、カップ入りアイスクリーム1つでは45gもの砂糖を含んでいます。

砂糖の一日の摂取目安量は大人で約10gです。1~2歳児では5g、3~5歳児で7g程度を目安にするといいといわれています。つまり、菓子パン1つを食べただけで幼児では一日の砂糖摂取目安量の2倍以上の砂糖を摂ることになってしまうのです。

さらに注意が必要なのは甘い清涼飲料水です。菓子類以上に多くの砂糖が含まれており、500㎖のペットボトルのスポーツ飲料には1本で

31g、炭酸飲料で32g、乳酸菌飲料では40gの砂糖を含みます。特に暑い季節には水代わりにごくごく飲んでしまいがちですが、あっという間に砂糖の摂り過ぎに陥ります。

砂糖の過剰摂取にはさまざまな弊害があります。虫歯や歯周病、肥満の原因になるだけでなく、砂糖には体を冷やす作用があるため体温が下がり、腸内環境が悪化します。また砂糖の摂り過ぎで血糖値が高い状態が続くと白血球の働きが落ち、抗体を作り出す力も下がることが確認されています。

甘い物を摂って血糖値が急上昇すると、血糖値を下げるためのホルモン・インスリンが大量に分泌されて今度は血糖値が急激に下がります。こうした血糖値の乱高下により、疲れやすい、イライラして攻撃的になる、集中力や記憶力が低下する、アレルギーの発症・悪化につながるなど、さまざまなトラブルが生じます。つまり甘い物や飲料を常食していると疲れやすくイライラして、キレやすい子どもになってしまう可能性があるのです。

そうした砂糖の害を防ぐためには、市販の菓子類を口にするのは誕生日やお祝いごとなど、時々の楽しみにとどめておくことです。甘い物を食べたいときは季節の果物など、砂糖を使っていないものを選ぶのがおすすめです。

また、甘い飲料はできるだけ控え、普段の飲み物は水や緑茶、麦茶など、甘くない飲料を飲むことを習慣づけるとよいと思います。野菜ジュースや果汁ジュースも飲みやすくするためにたくさん砂糖を使っていますから、清涼飲料水と同じです。そして砂糖には依存性があり、甘い菓子や飲料をいつも口にしていると、ますます欲しくなってしまいます。

おやつは自然な甘みの食品を活用しよう

「おやつ」というと甘い物を想像しがちですが、子どものおやつは甘い物である必要はありません。子どもは食べる力が弱く、胃も小さいので一日3食の食事だけでは十分な栄養を摂れません。そのため食事で足りない栄養素を補う「補食」の意味合いで一日1~2回の間食(おやつ)を摂る必要があるのです。

そのため、小さなおにぎりや少量のうどんなど、軽食のような食品でエネルギーを補うのもよいと私は考えています。野菜チップスや小魚のスナック、チーズ、ヨーグルト、ゆで卵などもたんぱく質やビタミン、ミネラルといった微量栄養素を補給できます。甘いおやつを食べたいときは季節の果物も有効です。カラフルな果物はビタミンやポリフェノール、食物繊維を豊富に含みます。ほかにふかしたサツマイモやジャガイモ、ゆでたトウモロコシなども自然な甘みがあり、食物繊維も多く摂ることができます。

おやつや料理に甘みを加えたいときは、ハチミツを活用するのも一案です。ビタミンB群やビタミンC、腸を整えるオリゴ糖を多く含み、免疫力の向上にも役立ちます（1歳未満の乳児には絶対に与えないようにしてください）。

風邪を予防したいなら緑茶に注目

砂糖を含まない飲料のなかでも、特におすすめなのが「お茶（緑茶）」です。実は緑茶と紅茶、ウーロン茶はいずれも同じチャノキ（チャ）と呼ばれるツバキ科の植物の茶葉からできています。きれいな緑色が特徴の緑茶は茶葉を発酵させずに作る不発酵茶です。それに対して茶葉を半発酵させたものがウーロン茶、完全に発酵させたものが紅茶です。緑茶と紅茶、ウーロン茶はいずれも同じ植物なのでテアニン、カテキン、カフェイン、ビタミン、ミネラルなどの栄養素を同様に含んでいますが、それぞれの含有量や割合が少しずつ異なっています。

なかでも高い健康効果で注目されているのが緑茶です。緑茶に含まれるカテキンの一種、エピガロカテキンには、白血球の単球の一つであるマクロファージを活性化させる効果があり、抗ウイルス・抗菌作用があるとされています。さらに緑茶に特に多く含まれるエピガロカテキンガレートには高い抗酸化作用があり、アレルギーを緩和する働きがあることも確認されています。昔からお茶の産地などを中心に「風邪の予防にはお茶（緑茶）でうがいをするといい」といわれてきましたが、それはこのカテキンの作用によるものだといえます。

また緑茶に含まれるテアニンといううまみ成分は、眠気を抑えて頭をすっきりさせるとともにリラックス状態を作り出し、自律神経や免疫を整える効果があるといわれています。温かいお茶を飲むとほっとして、リラックスできるのはテアニンの作用のおかげです。

ちなみに、一般的なペットボトルのお茶より、茶葉でいれた緑茶のほうがこうした健康成分は多いといわれます（特定保健用食品などを除く）。またお湯の温度や時間により、緑茶の成分の溶け出し方も変わります。カテキンは高い温度のお湯で抽出されるので、風邪予防を考えるのであれば熱いお湯で緑茶をいれることを私は勧めています。一方、うまみ成分のテアニンは低い温度のお湯のほうが多く溶け出します。お茶のうまみを楽しみたいとき、リラックスしたいときは50～60℃くらいのお湯でじっくり抽出するとよいと思います。

腸内環境が良好だと免疫力がアップ

近年、免疫の働きと腸内環境には密接な関係があることが分かってきました。免疫細胞の6～7割は腸に存在するといわれます。免疫細胞がもてる力を発揮するためには、腸内環境を良い状態に保つことがカギになります。

健康な人の腸の中には約1000種類、数にして約100兆個の腸内細菌が棲息しており、それぞれが共生しながら一定のバランスを保っています。これを腸内細菌叢、腸内フローラともいいます。腸内細菌は大きく善玉菌と悪玉菌、中間の菌の3種類に分けることができます。割合として最も多いのは中間の菌で、健康な人ではその次に善玉菌が続き、悪玉菌は少ない状態が保たれています。腸内細菌の種類や割合は人によってそれぞれ異なりますが、菌の種類自体はその人固有のもので一生を通じてほとんど変わらないといわれています。

善玉菌は乳酸や酢酸などを作り出し、腸内を酸性にして悪玉菌の増殖を防いでいます。また感染症の病原体や食中毒菌などを効果的に排除し免疫機能を高めます。腸の動きを活発にしてがんの一因になる腐敗物質の産生を抑えるなど、健康維持や免疫に大きな役割を果たしています。腸内の善玉菌としてよく知られているのは乳酸菌やビフィズス菌、納豆菌です。

一方、善玉菌が少なくなると腸内細菌のバランスが崩れて悪玉菌が優勢になります。悪玉菌が増えると肥満や糖尿病などの生活習慣病、アレルギーなどを起こしやすくなります。悪玉菌は食生活の偏りや不規則な生活、ストレス過多、便秘などによって腸内に増えていきます。ですから腸内環境をよくするためには、善玉菌を増やす（減らさない）ことが重要になります。

善玉菌を増やす方法は、大きく次の二つがあります。

①善玉菌を摂取する（プロバイオティクス）

一つ目は、食品から善玉菌を直接摂取する方法です。ヨーグルト、納豆、漬物、乳酸菌飲料など、乳酸菌やビフィズス菌を含む発酵食品を摂ることで善玉菌を増やします。ただし、食品から摂った乳酸菌などはそのまま腸に定着することはないといわれています。一定期間が過ぎたら腸内から出ていってしまうので、できるだけ毎日摂取し補充をしていくのがいいとされています。

②善玉菌のエサとなる食品を摂る（プレバイオティクス）

善玉菌を増やす方法の二つ目は、善玉菌のエサとなる食物を摂ることです。善玉菌のエサになるのはオリゴ糖や食物繊維です。こうしたエサが豊富だと腸内で善玉菌の数が増え、さらに一つひとつの善玉菌が活性化され、腸内環境がよくなります。善玉菌のエサとなるオリゴ糖や食物繊維は、野菜や果物、穀物、豆類、海藻、キノコ類な

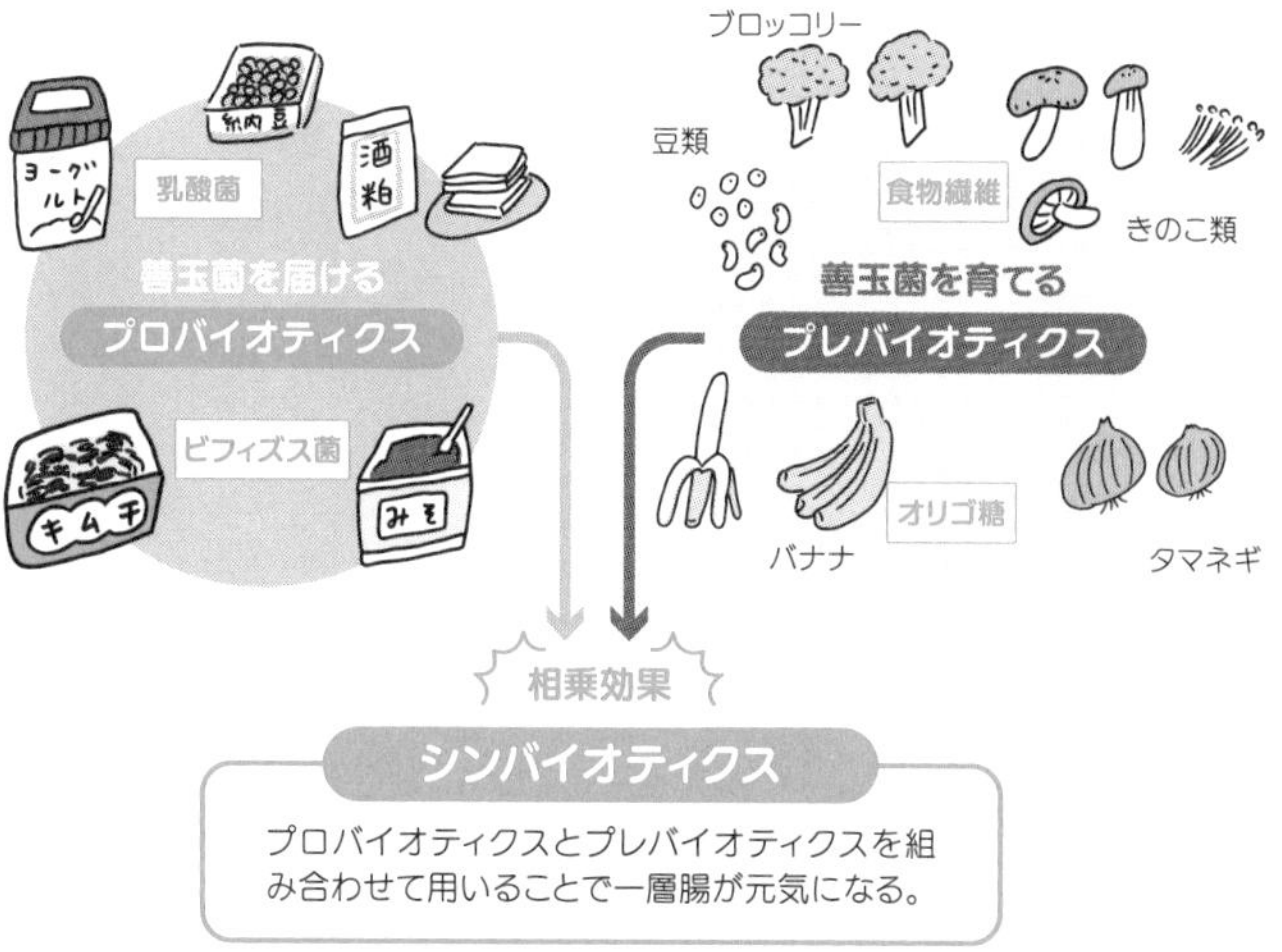

サンスターHP「腸のおもしろ話　第2回　腸の働きを最大限に高める〈シンバイオティクス〉とは?」を基に作成

どに多く含まれます。こうした食品を毎日の食事で摂取していくことが大切です。

最近では、善玉菌を摂取する「プロバイオティクス」と、善玉菌にエサを与える「プレバイオティクス」の二つを組み合わせて行う「シンバイオティクス」も話題になっています。二つの相乗効果により腸内環境を改善する効果が高まり、免疫力の向上や健康増進につながると考えられています。

味噌汁、漬物、納豆、キムチは最強の腸活食材

善玉菌を体内に直接取り入れるという点では、ごはんと味噌汁、漬物、酢の物、納豆といった伝統的な和食がとても優れています。味噌や醤油、みりん、酢などの日本の食事に欠かせない調味料はいずれも発酵食品であり、植物性の乳酸菌を多く含んでいます。

特に子どもにもおすすめなのが味噌汁です。味噌からは乳酸菌を、具材の野菜やワカメなどの海藻類からは食物繊維を多く摂取できます。つまり乳酸菌とともに乳酸菌のエサとなる食物繊維を手軽に摂ることができ、お椀一杯で最強の腸活・シンバイオティクスになっているわけです。また朝食に温かい味噌汁を飲めば体が温まり、体温が上がって気持ちよくその日の活動をスタートできます。

和食は手がかかって面倒と思う保護者も多いですが、市販の顆粒だしやだしパックなどを使えばだしも簡単にとれます。あとは適当な具材を入れて味噌を溶くだけです。

ごはんと卵焼きや焼き魚などのおかず、味噌汁の朝食は腹持ちもよく、栄養バランスも整います。また、キムチは韓国の伝統的な発酵漬物で植物性乳酸菌が非常に豊富ですし、納豆は乳酸菌と同様に善玉菌として働く納豆菌を摂取することができます。そのため、ごはんのお供にキムチや納豆を添えるのも効果的です。

和食やキムチ以外で乳酸菌を多く含むのは、ヨーグルトやチーズ、発酵バターといった牛乳を原料とした発酵食品です。これらに含まれるのは動物性の乳酸菌で、ヨーグルトであればビフィズス菌やブルガリア菌、ラブレ菌、ガセリ菌などさまざまな菌種が使われています。チーズでは、ハードタイプの熟成チーズ（パルメザン、チェダーなど）が乳酸菌を比較的多く含みます。

朝食やおやつの時間などに、ヨーグルトやチーズに季節の果物などを添えて食べるのも、良い腸活になります。ちなみに乳酸菌飲料もヨーグルトと同じように、牛乳から作られる発酵食品の一つです。無脂乳固形分（牛乳から脂肪分と水分を除いたもの）が8・0％以上含まれるものがヨーグルトと呼ばれ、それ以下のものが乳酸菌飲料となります。市販の乳酸菌飲料は乳酸菌が摂れる一方、砂糖を多く含んでいるので飲み過ぎにならないよう注意が必要です。

バナナ、タマネギ、ゴボウ、大豆などからオリゴ糖を補充

腸内の善玉菌のエサとなるのがオリゴ糖や食物繊維です。オリゴ糖とは果糖やブドウ糖などの単糖がいくつか結合した糖類の一つです。オリゴ糖にはいくつかの種類がありますが、消化されずに腸に届く難消化性のオリゴ糖が善玉菌の良いエサになります。難消化性のオリゴ糖とそれを含む食品には次のようなものがあります。

オリゴ糖を多く含む食品

・乳糖を原料とする「ガラクトオリゴ糖」（牛乳、粉ミルク）
・ショ糖を原料とする「フラクトオリゴ糖」（タマネギ、ゴボウ、ニンニク、アスパラガス、ネギ、バナナ、モモ、スイカなど）
・大豆を原料とする「大豆オリゴ糖」（大豆、豆乳、きなこなど）
・トウモロコシ等から作られる「イソマルトオリゴ糖」（味噌や醤油などの発酵食品、ハチミツなど）

例えば、ヨーグルトにバナナときなこ、ハチミツを加えた「バナナきなこヨーグルト」はヨーグルトの乳酸菌と、バナナ、きなこ、ハチミツのオリゴ糖を摂れる腸活デザートです。常備野菜であるタマネギやゴボウもオリゴ糖と食物繊維を一緒に摂れる優秀食材といえます。

野菜や果物、豆類などの食品以外に、甘味料として市販されているオリゴ糖もあります。液体タイプと粉末タイプがあり、クセがなく砂糖よりもすっきりとした甘さで料理やおやつの甘みづけに使うことができます。ただし、一度に多量に摂り過ぎるとおなかがゆるくなることがあるので注意が必要です。

善玉菌のエサになるのは「水溶性」食物繊維

腸内環境を整え、お通じを改善する効果があるのが食物繊維です。食物繊維は「水溶性食物繊維」と「不溶性食物繊維」という二つに分けられ、それぞれ性質や機能が少し異なっています。

水溶性食物繊維は水に溶けるとぬるぬるとした粘性が高まり、糖や脂肪の吸収を抑える効果をもちます。この水溶性食物繊維は善玉菌のエサになり、短鎖脂肪酸をはじめとした有用な物質を作り出すことも知られています。善玉菌のエサという意味では水溶性食物繊維を意識して摂るとよいと思います。食品に含まれる水溶性食物繊維には次のような種類があります。なかでもキノコ類はリンパ球やマクロファージなどの免疫細胞を活性化する作用があるといわれ、免疫力を向上させるビタミンDも含みます。

水溶性食物繊維を多く含む食品

・ペクチン……野菜や果物に多い（トマト、カボチャ、バナナ、リンゴ、オレンジ、キウイフルーツなど）
・アルギン酸、フコイダン……海藻類に多い（ワカメ、ヒジキ、昆布、モズクなど）
・βグルカン……キノコ類や穀類に多い（シイタケ、マイタケ、エリンギ、大麦など）

一方の不溶性食物繊維は、その名のとおり水に溶けにくい繊維質です。水分を吸収してふくらみ、便のカサを増やして排便を促す働きがあります。善玉菌のエサになるわけではありませんが便通をよくすることで腸内環境を整えてくれるため、水溶性食物繊維と併せて摂るとよいです。またにですが不溶性食物繊維の摂り過ぎで便秘が悪化することがあります。

不溶性食物繊維を多く含む食品

・穀類……玄米、ライ麦、オートミールなど
・豆類……大豆、きなこ、おから、小豆、納豆、枝豆など
・野菜・果物……ゴボウ、レンコン、ニンジン、大根、モロヘイヤ、ピーマン、ホウレンソウ、キャベツなど
・イモ類……こんにゃく、サツマイモ、サトイモなど

食物繊維

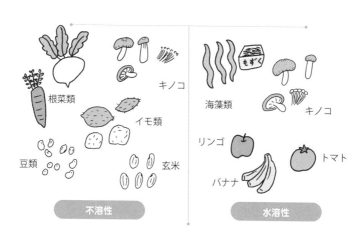

・キノコ類……キクラゲ、シイタケ、ナメコ、エリンギ、エノキなど
・乾物……切り干し大根、干しシイタケ、ドライフルーツなど

子どもの好き嫌いは無理に直さなくても大丈夫

子どもの食事について、多くの保護者が悩みを抱えているのが好き嫌い・偏食の問題です。私のクリニックでも、子どもの好き嫌いについて困り果てた保護者の悲痛な声がよく聞かれます。

子どもは食経験が少ないため、どうしても好き嫌いをしやすいものです。幼い子どもにとって新しい食べ物に挑戦することは不安や恐怖を伴います。だから慣れているもの、好きなものばかりを食べたがり、未知の食品や口に入れて何か不快感を覚えたような食品はできるだけ避けようとします。これは子どもに特有の習性ともいえます。

しかし、おおかたの育児書や定期健診の保健指導などでは、子どもの食事に関して「成

長に必要な栄養をさまざまな食品からバランスよく摂る」と書かれています。また昔は「食物を大事にして好き嫌いなく何でも食べること」が重視されていて、保育所や学校の給食でも完食指導がされていました。そのため保護者も、好き嫌いなく何でも食べるのが良いことだという意識が強く、真面目な保護者ほど子どもの好き嫌いを気にして悩んでしまう傾向があります。

しかし、私は子どもの好き嫌いは無理に直さなくても大丈夫だと考えています。例えばピーマンやニンジンが食べられなくても、体に必要な栄養素はほかの食品からも摂取できます。ハンバーグや唐揚げしか食べなくても、極端に体が弱くなったり成長障害が起こったりするようなことはありません。強靭な心身をもつ有名アスリートのなかにも、子ども時代に偏食だった人や大人になっても偏食のある人は珍しくありません。また子どものときに苦手だった食品も、成長とともに食べられるようになるケースも多いものです。

むしろ幼児期のうちに好き嫌いをなくそうと、苦手な食品も食べるように強制していると食事自体が苦痛になり、食への関心をもてなくなったり、健康な食習慣が身に付きにくくなったりする可能性もあります。

ただし、子どもが嫌いだから一切食卓に出さないというのも違います。好きなものだけを食べ続けていると咀嚼力や味覚、食経験が育ちません。子どもが苦手なものも時々食卓に登場させ、大人がおいしく食べている姿を見せてあげることが大切です。そして、子どもが興味を示したら少しずつ食べることを促します。幼稚園や保育所で仲のいい友達が食べていると触発されて食べることもありますし、ふとしたきっかけで苦手を克服していくことも子どもにはよくあることです。

子どもの「孤食」「個食」は現代的な課題

子どもにとって食事は、ただ栄養を摂るだけの行為ではありません。食事中に家族や身近な人と会話をしながら、その国・地域の食文化を身に付けたり、コミュニケーションを深めたりするのも食事の大切な役割です。みんなで食卓を囲む「家族だんらんの食事」から、子どもたちは多くを学んで育ちます。

ところが最近では忙しい共働き世帯が増え、家族で一緒に食卓を囲む機会が少なくなってきています。こうした子ども一人の食事（子どもだけの食事）を「孤食」といい、現代の社会問題になっています。さらに家族がいても同じ献立の食事をするのではなく、それぞれが別に食べたいものを食べている光景も珍しくなくなっています。こちらは個々に別々のものを食べることから「個食」とも呼ばれます。さらに一回の食事量が極端に少ない「小食」、パンやパスタ、ピザなどの粉もの系の高カロリー食ばかりを食べる「粉食」、決まったものや好きなものしか食べようとしない「固食」など、さまざまな「こ食」を唱える専門家もいます。

こうした孤食・個食（こ食）には、さまざまな弊害があります。健康面では栄養が偏り、肥満や生活習慣病を招きやすくなります。また、小食や偏食が極端なときは現代型の栄養失調が起こりやすくなります。箸の使い方をはじめとした食事のマナー・文化を学ぶ機会も減りますし、何より一人で寂しく食べる食事が続くと孤独感や不安感が高まり、子どもの心に暗い影を落としてしまう可能性もあります。

忙しい現代の親は、仕事や家事に追われるなかで、「とにかく食事ができればよし」となってしまいがちですが、そもそもどんなごちそうでも一人で食べる食事は味気ないものです。仕事などで多忙な保護者もせめて一日1食は時間をつくり、子どもと一緒に食卓を囲んでほしいと思います。

「おいしい・楽しい」と感じると免疫力が上がる

家族で食卓を囲んでいる家庭は孤食の心配はありませんが、会話の内容についても振り返ってみてほしいと思います。親子で会話をしているようでも、実はお説教の時間になっている場合があるからです。親は時間が気になりますし、子どもに正しい食事マナーを教えたい気持ちもあり、子どもにいろいろと口出しをしたくなります。しかし食事中の会話が小言や注意ばかりだと、子どもにとっては食事が苦痛な時間になってしまいます。

食事でいちばん大切なのはリラックスして「おいしく・楽しく」食べることです。同じメニューの食事でも「おいしい・楽しい」と思って食べるのと「まずい・悲しい」

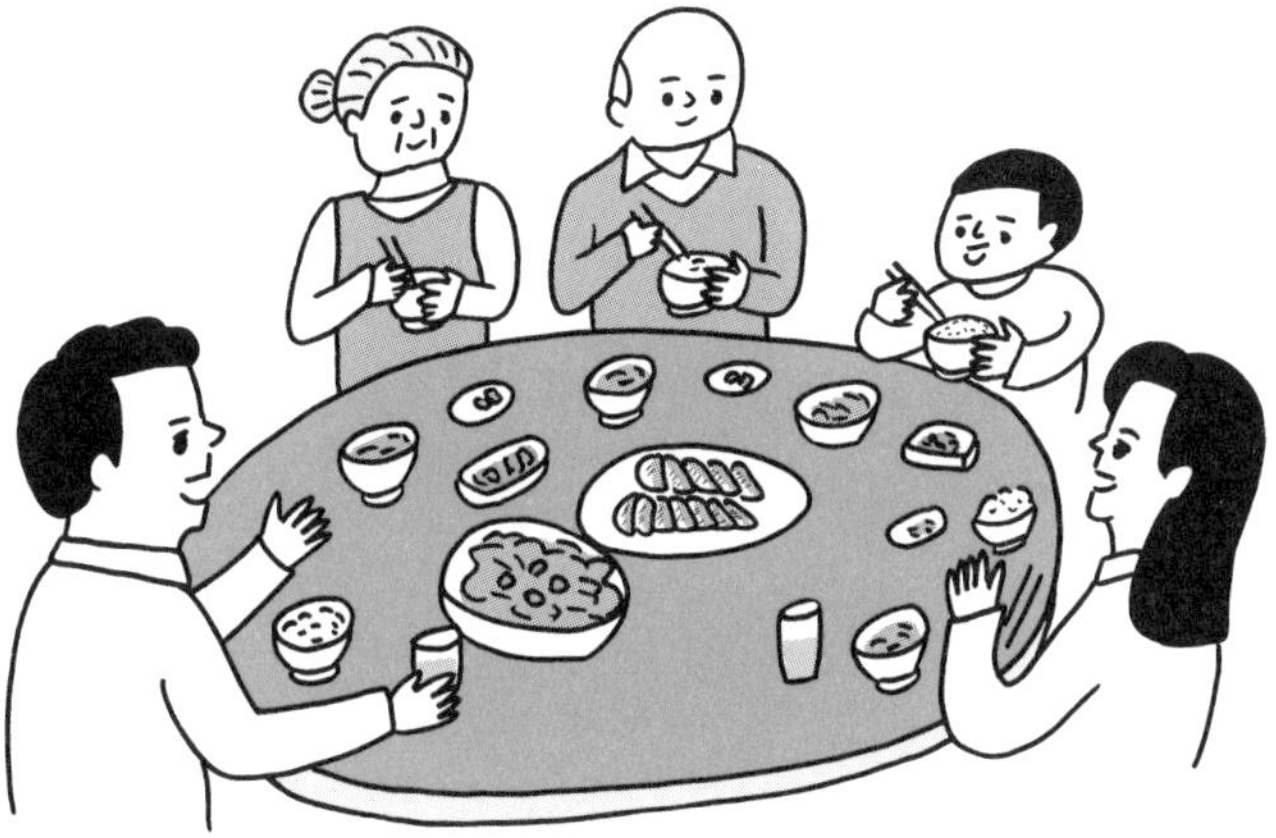

と思って食べるのでは消化・吸収の度合いが変わってきます。

おいしいと思うと唾液や胃液などの消化液も多くなり、栄養を十分に取り入れることができます。またおいしいと感じるとさまざまな脳内物質が放出され、不安感が抑えられる一方、満足感や快感が高まり「もっと食べよう」という意欲にもつながります。反対に「まずい」と感じながら食べると消化液の分泌も少なくなり、せっかく食事をしていてもその栄養を十分に活用できていないことになります。

実は「おいしさ」は免疫力にも関係します。さまざまな研究から食事をして「おいしい」と感じると、ウイルスに感染した細胞やがん細胞を攻撃するリンパ球のNK細胞の活性が上昇することが分かっています。また唾液中の免疫成分が増え、粘膜による病原体の防御も高まるとされています。家族との楽しく温かい食卓の記憶は、子どものその後の人生を支える土台になってくれるはずです。

第6章

自己免疫力が高ければ「生きる力」が強くなる

感染症に負けない強い子どもを増やしていくために

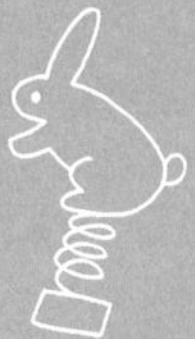

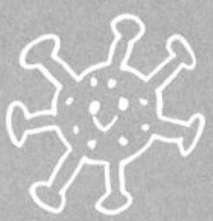

親の関わり方が子どもの免疫力にも影響する

現代は、子どもの命に関わるような病や感染症は大幅に少なくなりました。戦後の日本が貧しかった時代に比べて衛生環境が整い、栄養状態も改善しましたし、ワクチンの普及により一部の特殊な病気を除いて、子どもが命を落とすようなケースはほとんどなくなっています。

昔は風邪やインフルエンザから細菌性肺炎、細菌性髄膜炎などを起こして入院する子どもも一定数いましたが、今ではそれもかなり減っています。感染症で大きな病院を受診する必要性はほぼなくなりつつあるのです。さらに薬剤の進歩で重症の気管支喘息も減り、アトピー性皮膚炎も多くは小学生までに治るようになっています。

一方で、現代の子育てはストレスばかりです。核家族化が進んだことで、祖父母や地域の人など人生の先輩から子どもや子育てについて学ぶことができず、孤立している親子がたくさんいます。

また、育児書やインターネット、SNSなどのいろいろな情報に流され、余裕がない保護者も少なくありません。閉ざされた狭い世界で子育てをする家庭のストレスが大きく、子育てが昔に比べてとても難しくなっていると感じます。保護者のストレスは子どものストレスになります。そして身体的には自律神経の乱れや免疫力の低下を招きますし、精神的な発達にもさまざまな影響を与えます。

小児科医として日々多数の親子に接している私が感じているのは、子どもたちの心がうまく育っていないのではないかということです。自分に自信がもてず漠然とした不安感を抱えている、ストレスに弱く集団生活になじめない、我慢できずにすぐに他人に暴力を振るってしまう……、そんな子どもたちが明らかに増えているのです。

他者から見れば些細な出来事と思えることでも、本人は強いストレスを感じて心の病になってしまうこともあります。重症になると成長してからも登校できなくなったり（不登校）、成人後にも働けないどころか外出することさえままならない状態になったり（引きこもり）してしまうこともあります。

それでは子どもの心を強くするには、どうすればいいのか。昨今は幼児教室のような施設もたくさんありますが、私は子どもの心の成長は家庭での育て方にかかっていると考えています。そういうとプレッシャーを感じる保護者もいると思いますが、心配する必要はありません。子どもの心を強くする育て方はそんなに難しいことではないからです。

ガミガミ叱るだけでは、強い子は育たない

私が日々、親子を見ていて感じるのは、子どもを必要以上に叱り過ぎていないかということです。私のクリニックに訪れる保護者のなかにも、子どもをついつい過剰に叱ってしまうことに対して悩みを抱える人が多くいます。幼少期に親から絶えず叱られる子どもたちは、恐怖やストレスを感じることが多く、これが子どもの免疫に悪影響を与えると私は考えています。

幼児期から学齢期にかけて、子どもたちは自分の行動や学業成績などを常に評価され、その結果に対して叱られることが多くなります。幼い子どもは大人に厳しく叱ら

れても恐怖や苦痛を感じるだけで、叱られた理由まで正しく理解することは難しいものです。大きな声で怒鳴っても、実は教育的な意味はあまりないのです。そのため、子どもの免疫力を高め、強い子に育てるためには、発達段階に応じた分かりやすい言葉で、根気強くコミュニケーションを取っていくことが重要です。

また、自分の子育てに自信をもてず、不安や焦りを感じている親も多いと思います。その結果として、テストの点や成績などの物事の結果ばかりに一喜一憂してしまい、できていないところばかりに着目して子どもを責めるようになります。親は子どものためを思ってやっていると思いがちですが、実は自分の不安や焦りを子どもにぶつけているだけ、ということが意外に少なくないのです。

日々の生活に追われるなかで、子どもに対してついガミガミ叱ってしまっていると感じた際は、なぜ叱られているのか理解できる子が少ないということ、またそうした怒られた経験の蓄積が子どもの免疫力低下につながってしまう危険性があることを考えてほしいと思います。

当たり前のこともたくさん褒める！

私は、子育て中の保護者には「褒め上手」になってほしいと思っています。大げさに褒めるのは何か輝かしい成果を上げたときだけと思わず、日頃からわが子をもっと褒めることを習慣化してほしいのです。

私がそう話をすると「叱るところはあっても、褒めるところが見つからない」とこぼす保護者が必ずいますが、褒めるところが見つからないのは「これくらい、できて当たり前」と思うからです。朝に起きられた、着替えができた、おいしく朝食が食べられたなど、何でもいいのです。褒めるといっても、大人が褒めることで子どもを思いどおりに動かそうとすると子どもは大人の意図を敏感に感じとります。そうではなく、わが子のできていることにしっかりと目を向け、認めてあげることが重要です。ほめ言葉は自己肯定感を高め、結果的に免疫力を強化します。子どもが自分の行動を認められることで得られる安心感は、健康な心身の発達に欠かせません。

また小学生以上になると、ただ闇雲に褒めるだけではあまり効果はなくなってきます。学習面や生活面、友達との関わりなど、子どもを毎日よく観察して、その子がそのとき頑張っていることをタイミングよく褒めることが大切です。やんちゃで忘れ物ばかりしていても友達と楽しく遊べるなら、それを褒めてあげればいいのです。

もちろん褒め上手になるというのは、ただ子どもを甘やかすことではありません。友達に乱暴をする、危険な行為をするなど、叱らなければいけない場面は子どもに分かる言葉できちんと叱る理由も伝えることです。

また母親と父親でどちらかが叱ったら、どちらかがフォローをするなど家族内で「叱る・受け止める」の役割分担をしてもいいと思います。家庭内に子どもが困ったとき、不安になったときに逃げ込める安全基地があることが大事です。

両親、祖父母、地域の人、みんなで育てることが大事

それから子育ては、母親が一人で抱え込まないでほしいと思います。そもそも子育ては一人ではできません。昔に比べて男性の育児参加が進んできたといわれる今でも、父親は長時間労働の仕事で、母親がやむなく「ワンオペ」で育児をしているという家庭は少なくないようです。小さな子どもがいれば育児は24時間365日休みがありません。母親が幼い子どもとずっと二人きり、あるいは乳幼児数人を一人で世話しているという生活では、母親は十分に休養する時間もとれず、心身ともに疲弊しきってしまいます。そうした余裕のなさや、追い詰められた状況が虐待につながることも珍しくありません。

子どもを健やかに育てるためには、なるべくたくさんの人に支えてもらう必要があります。当然、父親も子どもと接する時間をできるだけ確保してほしいです。平日が仕事で忙しければ、休日に一緒に体を動かして遊ぶなど、役割を決めると男性も実行

しやすいと思います。最近は共働きの妻に代わり、子どもを予防接種に連れてくる若いお父さんの姿も増えています。

また両親だけでなく、祖父母や地域の人などとも積極的に交流をもってほしいと思います。母親・父親以外に信頼のできる大人がいると、子どもが家庭と学校以外にも広い世界があることを知るきっかけになります。幼稚園や保育所、学校の先生のほか、習い事や少年スポーツの指導者と触れ合うのもよいと思います。町内会や子ども会などの地域イベントに参加し、地域の中高生や大学生のお兄さん、お姉さんと親しむというのもよい経験になります。なかには人付き合いが苦手という保護者もいると思いますが、親だけが育児を抱え込んでいると、かえって子どもの世界を狭めてしまいます。「子どもはみんなで育てればいい」と考えると、保護者も不要な肩の力が抜けて気持ちが軽くなるはずです。

誕生～1歳代は、たくさん抱きしめてスキンシップを

生まれてから1歳になるまでの乳児の間は、保護者に世話をしてもらうことで愛着関係や人に対する基本的な信頼感を育てていくときです。赤ちゃんが声を上げたら返事をしたり、泣いたときは話しかけて抱っこをしたりするなど、応答的に関わることが大切です。特に温かい肌の触れ合いは赤ちゃんの安心感になるため、たくさんスキンシップを増やしていくことが大切です。

1歳になるまでに親子のスキンシップが大切な理由はいくつかあります。一つはスキンシップによって成長ホルモンが分泌されます。成長ホルモンは免疫力の向上に関係しているため、成長ホルモンが十分に分泌されないと赤ちゃんが健康に育ちません。さらに、まだ視力が十分発達していない赤ちゃんは、スキンシップでお母さんやお父さんの存在を知ります。肌のぬくもりや声を感じることによって、すくすくと子どもたちは育つことができるのです。

また、乳児の育児は毎日が大仕事です。赤ちゃんは理由も分からず泣きますし、夜は寝てくれません。自分で移動できるようになると何でもかんでも、危ない物でも口に入れてしまいます。しかし、そもそも危ないものを子どもの手の届くところに置いた大人が悪いのです。乳児期には「しつけ」を考える必要はありません。この時期に赤ちゃんを親の思うとおりに行動させるのは不可能です。思いどおりにならないからと子どもに当たっても、状況は悪化するだけです。

子育てでは何度も失敗します。特に初めての育児では親も慣れていませんし、失敗はつきものです。子どもが転んで頭を打つ、すり傷を作るなんてしょっちゅうです。しかし、子どもは意外に平気なものです。とにかく大きな事故のような致命的な失敗さえしなければ大丈夫ですので、自分を責めたり落ち込んだりしないで次から気をつける努力をする、と考えてほしいと思います。

2歳からは生活習慣を整えて大らかに育てる

2歳を過ぎると運動能力も育ってきて自分の思うように活動できるようになります。知的にも少しずつまわりが見えてきて、自分と他人の違いが分かるようになり、自我が芽生えてきます。自分の主張を通そうと大泣きしたり、何でも「イヤ」と言って親を困らせたりします。しかし、この頃に自我が出てくるのは順調に発達している証拠です。2～3歳ではまだ自分で感情のコントロールができず、言い聞かせようとしても大人の理屈は理解できないため、怒ってもしかたがありません。危険なことでない限り、子どもの気が済むように根気よく付き合うことが大切です。

また、この時期から少しずつ社会のルールを身に付けていきたいものです。そのときの基礎になるのが規則正しい生活です。毎日決まった時間に起き、ごはんをしっかり食べてよく遊び、夜はぐっすり眠る、これを基本として排泄や歯磨き、入浴、着替え等を自分でできるように教えていきます。生活習慣の自立は、その後の社会生活の基礎となります。

次に社会に出て行く準備です。集団でのルールを学べる環境を用意したいものです。そのためは子ども同士で遊ばせるのが一番です。友達と楽しく遊んだりけんかをしたりしながら、子どもは集団のルールや人との関わり方を身に付けます。3歳頃には保育所や幼稚園に通う子も多くなりますが、家庭保育の子どももできるだけほかの子どもとたくさん遊び、人との関わり方を体験させてあげてほしいと思います。

子どもが保育所や幼稚園などの集団生活に入ると、ほかの子どもとわが子を比べてしまい「言葉が遅れているのでは」「トイレトレーニングが進まない」「自分の子育てが悪いのかも」と保護者はさまざまな不安にかられます。しかし子どもの個性はさまざまです。発達が早い子もいればゆっくりな子もいます。幼児期の姿がその後も一生続くわけでもありません。保護者の不安が高まると子どもも不安定になります。わが子の「良いところ、できているところ」に目を向け、親が自信をもつことがこの時期の最大の目標です。親の心の「安定」が子どもの心の育ちには欠かせないのです。

学童期は結果よりも過程を認め、友達とたくさん遊ぶ

小学生になると体もずいぶん強くなり、知的にも目覚ましく成長していきます。学校や友達、身近な環境からさまざまなことを学び、子どもが自分の世界を広げていくのがこの時期です。この頃にいちばんやってはいけないことは、大人が子どもの前で父親（母親）、学校の教師の悪口を言うことです。些細なことでも簡単に悪く言う家庭は多く、私の外来でも両親がよくけんかをしています。子どもにとって家庭や学校は「安心していられる社会集団」であることが重要です。子どもが所属するコミュニティはまだ狭く、子どもにとっては家庭が第一、次に学校です。子どもにとってこの基本的なコミュニティが安全でないと感じると、ストレスを感じやすくなり、これが免疫力に悪影響を与える可能性があるのです。

現在は、小学校から学校の成績や運動面を評価する風潮が強くなっています。しかし、子どもを数値で評価するのは控えたいものです。数値が良い子どもは評価されれ

ばそれが意欲になることもありますが、数値化して人と比べるという習慣は必ず将来のストレスを大きくします。生涯にわたって他者に勝ち続ける人など、ほんの一握りの人を除いてほとんどいないからです。結果の数値ではなく、目標に向かって取り組んだ過程を褒めてあげるべきなのです。

学童期に勉強やスポーツより大切なことは、友達とたくさん関わることです。偏差値の高い一流大学に進学しても友達と関わることができずに引きこもりになり、社会に出られない人はいくらでもいます。勉強は苦手でも人と人とのつながりを上手に築けば、社会で必ず生きていけます。小学生の時期に大切なのは人と人との輪をつくり、コミュニケーションをスムーズにとれる能力を獲得すること、社会性を伸ばすことです。勉強は将来いくらでもできますが、基本的な社会性に問題があると、思春期を過ぎてからでは修正が困難になりやすいです。そのため子ども時代には友達と十分に遊ぶことが必要なのです。

親も悩みや困りごとを話し合う

子育てで悩むことがあれば抱え込まずどんどんまわりの人に相談することが大切です。私の見る限り子育てに困りごとがある家庭ほど、まわりとの違いを意識してしまうのか、孤立していく傾向があります。家庭内だけで子育てをしようとするとますます苦しく、親も子も追い詰められてしまいます。子育てで悩んだり、うまくいかなかったりするのは決して恥ずかしいことではありません。

相談先は身近な友人や祖父母でもいいですし、各市町村には子育て支援窓口が設けられているため、そういう場所を活用するのもよいと思います。また小児科でも子育てにまつわる相談を受け付けています。予防接種のついでに小児科医に相談する、医師に言いにくいことは看護師と話をするのでもかまいません。できれば、かかりつけの小児科医を決めて予防接種や感染症の治療、育児相談などを続けていくのが理想的です。

厚生労働省でも「小児かかりつけ制度」を推奨しています。これは医療機関の不要なはしご受診を防ぐとともに、かかりつけ医として急な疾患の対応だけでなく予防接種や乳幼児の健診を通じて成長や子育ての不安を解消し、子どもと家族の健康を守っていこうという取り組みです。

私のクリニックも小児かかりつけ制度の認定医療機関です。対象は私のクリニックを継続して受診している6歳未満の子どもで、登録には小児かかりつけ診療料に関する同意書に署名してもらう必要がありますが、医療費負担が増えることはありません。また、ほかのクリニックを受診できなくなるといったこともありません。それぞれの地域でかかりつけ小児科をもってもらえれば、小児科医や看護師らスタッフたちが子育ての良い伴走者になってくれるはずです。

自信をもって子育てをすれば、必ず強い子どもに育つ

私が本書で最後にお伝えしたい言葉があります。それは「子は親の心を実演する名

優である（子女名優）」です。これは一般社団法人倫理研究所の丸山敏雄氏が提唱した、人生の難問を明快に解決するための17カ条のうちの一つです。

要するに、子どもは親のうつし鏡だということです。子どもの様子が不安定でおかしなときは、保護者が自分の生活や心の状態を振り返ってみてほしいのです。夫婦げんかをして親が怖い顔をしていれば子どもでも不安定になります。子どもが勉強しなくて困るというときは、自分が子どものときのことを思い出してみてください。親に「勉強しろ」とうるさく言われて、気持ちよく勉強に向かえたか顧みてください。子どもがゲームばかりして困るというとき、親も家で何時間もスマホばかり見ていなかったか思い出してください。子どもをよく育てたいと思うなら、まずは親がわが身を正すことが大切です。

子どもの免疫力を高める子育てにおいて、最も重要なのは、保護者が自信をもって、ポジティブな生活態度を示すことです。そして子どもの体と心の成長を考えるのであれば、子どもの目の前の症状だけに振り回されてはいけません。良い子育てをするには部分的な症状にこだわるのではなく、子どもの全体を見ることが大事です。そして現在の子どもの姿だけで一喜一憂せず、5年後、10年後に子どもがどのように成長・

発達してほしいか、大きな見通しをもてるように意識してみてほしいと思います。

私は、現代の若いお母さん・お父さんに自信をもって子育てをしてほしいですし、社会全体で心身ともにたくましい子どもを育てていきたいと考えています。日本の将来を背負う子どもたちを育てる〝茅ヶ崎の松下村塾〟になりたい――というのが小児科医としての私の理想であり、ミッションです。

子どもは社会の宝です。これからもみんなで温かく見守り、免疫力を高めた子どもがたくさん活躍できる社会になればこれほどうれしいことはありません。

おわりに

本書を最後まで読んでいただき、ありがとうございました。

新型コロナウイルスの流行により、向き合わざるを得なくなったのが感染症です。私は小児科医として子どもの感染症や「免疫」をテーマに今回本書を執筆しました。子どもの体の健康だけでなく心の健康ということも含め、子育て中の保護者に知ってほしいことを思うままにまとめてみました。少しでも役立つ情報、子育てに自信がもてる内容があればうれしく思います。

ここで、少しだけ私自身のこともお伝えしておきます。

私は東京都大田区で生まれ、二つ上の兄（現在麻酔科医）の後を追いかけながらすくすく成長しました。東急田園都市線（当時）の九品仏駅の踏切で電車が通過するのを飽きもせず、ずっと眺めていた子どもでした。母が「もう帰ろう」と言っても「もう1本、もう1本」と言って何時間も踏切のかたわらに立っていたそうです。

私自身、幼少の頃のそんな光景をよく覚えています。あの大きな箱のような車体の下に鉄の車輪が付いていて、ガタンゴトンと音を響かせながらゆっくり通過するさまは、わくわくと心が躍って時間を忘れました。子どもはこういうメカニックなものが好きですから、安全にゆっくり電車を見られるように、私のクリニックの待合室に自ら作ったジオラマで電車を走らせています。その後、幼稚園のときに東京都町田市に転居し、小学生時代は昆虫採集やカエル捕り、友達との遊び、サッカー少年団で伸び伸び過ごしました。中学ではサッカー、高校ではラグビーに打ち込み、勉強よりもスポーツに全力を注ぐ日々でした。

いよいよ進路を考えるときになり、父親は小児科勤務医でしたので医師という職業は身近でしたが、最初は大学の工学部に進学することになります。しかし卒業間近になって機械を相手に仕事をするイメージがもてなくなって悩み、前から好きだった鉄道にまつわる仕事がしたいと思って東京都庁に就職しました。東京都は地下鉄や路面電車を経営しているのです。そして都庁で勤務するうちに、人に関わる仕事である医師への夢が芽生え始め、そこから一念発起して医療の道に進むことになったのです。

子どものときからなりたい職業を見つけて突き進む人生は本当に素晴らしいと思います。でも私のように、挫折を経験しながら曲がりくねった人生もまた素晴らしいとも思います。私はどんな生まれ・経歴・境遇の子どもたちも、その子がもっている可能性を最大限に発揮できるように一緒に考え、味方になっていきたいと考えています。

残念ながら、現代の子どもたちの成育環境は年々悪化しています。自然環境の悪化、遊び場の減少、核家族化、メディアによる情報の氾濫、虐待・離婚率の増加に伴う家庭崩壊など課題は山積みです。

クリニックがある茅ヶ崎市でも、私が赴任してから大木の林がなくなり、田んぼがなくなり、住宅などの建物に変わってしまったところがたくさんあります。子どもが自然と接する機会は否が応でも減ってしまっているのです。そうした変化が少年犯罪や不登校、引きこもりで社会生活を送れない人が増えるなど、社会全体に影響を及ぼしているように感じます。

子どもは将来の社会の担い手であり、社会の希望です。その子どもたちの育ちが悪ければ、社会の明るい未来は望めません。しかし、幼い子どもたちは自ら社会に働きかけることはできないため、私のような小児科医をはじめ、子どもたちに関わる大人が子どもの代弁者となり、社会へのさまざまな提言を行っていくことも大切です（これをアドボカシーといいます）。私たち大人が手を取り合って、子どもが健やかに育ち、生き生きとした人生を送れる社会を築くために行動していきましょう！

私自身も現在の小児科クリニックに加え、２０２３年4月には、子どもを産みたいという若い世代をサポートするために婦人科を開院しました。さらに発達障害の専門クリニックの分院をつくる計画も検討しています。茅ヶ崎市や神奈川県、そして日本全国で「社会の宝である子ども」を大切にする文化や地域コミュニティを創出することに、少しでも寄与していくことができれば幸いです。

最後に、いつも温かく支えてくれている妻の由梨香、私の力の源である子どもたち、そして私を産み育ててくれた父母に感謝いたします。

佐藤 研（さとう けん）
医療法人社団ケンキントクリニク理事長／はまみこどもくりにっく院長。1967年東京生まれ。東北大学工学部を卒業後、1992年、東京都庁に就職し交通局に配属。地下鉄や都電の保守、設計業務等に当たりつつ、医学部入学を目指す。2000年、旭川医科大学医学部医学科卒業、2015年4月に小児科を開院（はまみこどもくりにっく）、2018年11月に法人設立（医療法人社団ケンキントクリニク）。2023年4月には婦人科を開院（湘南茅ヶ崎ARTレディースクリニック）。日本小児科学会認定小児科専門医、日本小児神経学会認定小児神経専門医、子どもの心相談医。地域の子どもの身体・健康についてなんでも気軽に相談できる「元気なおじさん」を理想に日々診療を行っている。

本書についての
ご意見・ご感想はコチラ

子どもの自己免疫力を高める

子育て塾

2024年5月30日　第1刷発行

著　者　　佐藤 研
発行人　　久保田貴幸

発行元　　株式会社 幻冬舎メディアコンサルティング
〒151-0051　東京都渋谷区千駄ヶ谷4-9-7
電話　03-5411-6440（編集）

発売元　　株式会社 幻冬舎
〒151-0051　東京都渋谷区千駄ヶ谷4-9-7
電話　03-5411-6222（営業）

印刷・製本　中央精版印刷株式会社
装　丁　　田口美希
装　画　　花くまゆうさく

検印廃止

ISBN 978-4-344-94796-2 C0037
幻冬舎メディアコンサルティングＨＰ
https://www.gentosha-mc.com/